中原历代中医药名家文库

中医名家珍稀典籍校注丛书

主编 许敬生

全生指迷方 校注

〔宋〕王贶 著

叶磊 校注

河南科学技术出版社

·郑州·

图书在版编目(CIP)数据

《全生指迷方》校注 / (宋)王贶著；叶磊校注 . —郑州:河南科学技术出版社，
2014.3 (2024.8重印)

(中医名家珍稀典籍校注丛书)

ISBN 978－7－5349－6135－9

Ⅰ.①全… Ⅱ.①王… ②叶… Ⅲ.①方书－中国－宋代 ②《全生指迷方》－注释
Ⅳ.①R289.344

中国版本图书馆 CIP 数据核字(2014)第 044164 号

出版发行：河南科学技术出版社

地址：郑州市郑东新区祥盛街27号　　邮编：450016

电话：(0371)65788613　65788629

网址：www. hnstp. cn

策划编辑：李喜婷　马艳茹

责任编辑：邓　为

责任校对：王晓红

封面设计：张　伟

版式设计：若　溪

责任印制：朱　飞

印　　刷：永清县晔盛亚胶印有限公司

经　　销：全国新华书店

幅面尺寸：185 mm×260 mm　　印张：8.5　字数：120 千字

版　　次：2014年3月第1版　2024年8月第2次印刷

定　　价：68.00元

中原历代中医药名家文库（典籍部分）

主　　编　许敬生

副 主 编　冯明清　侯士良　卢丙辰　刘道清

学术秘书　马鸿祥

序

　　河南省地处中原，是中华民族优秀文化发祥地，从古及今，中原大地诞生许多杰出之士，他们的文化精神和伟大著作，一直指引着中华民族科学文化的发展与进步。老子、庄子、张衡、许慎、杜甫、韩愈等伟大思想家、科学家、文字学家、诗人、文学家在中国文化史上，做出伟大贡献。诞生于南阳的医圣张仲景两千年来以其《伤寒论》《金匮要略》一直有效地指导着中医理论研究与临床实践。中原确为人杰地灵之区。

　　河南省诞生许多著名中医学家，留下大量优秀中医著作。北宋淳化三年编成之《太平圣惠方》卷八收录《伤寒论》，为孙思邈所称"江南诸师秘仲景要方不传"残卷秘本，可觇辗转传抄于六朝医师手中的《伤寒论》概貌。《伤寒补亡论》作者郭雍，从父兼山学《易》，事载《宋元学案·兼山学案》，以治《易》绪馀，精究宋本《伤寒》，其书可补宋本方剂之不足、条文之缺失，可纠正《伤寒卒病论》"卒"字之讹，谓"卒"是"杂"字俗写而讹者，郭书对研究考证宋本《伤寒论》甚为重要。丛书所收诸家之作，大多类此。

　　中医发展，今逢盛世。河南科学技术出版社高瞻远瞩，不失时机地将河南省历代中医药名家著作精选底本，聘请中医古代文献专家许敬生教授担任主编，组织一批专家教授进行校勘注释予以出版，这对于继承和发展中医药事业具有重大意义。本书汇集之作，皆为中医临床及理论研究必读之书。 读者试展读之，必知吾言之不谬。

振兴中医，从读书始。

北京中医药大学　钱超尘

2014 年 1 月 1 日

前　言

　　中原是华夏文明的主要发祥地，光辉灿烂的中原古代文明造就了丰富多彩的中医药文化。

　　中州自古多名医。在这块土地上，除了伟大的医圣张仲景之外，还产生了许多杰出的医学家。早在商代初期，就有商汤的宰相伊尹著《汤液》发明了汤剂。伊尹是有莘国（今河南开封县，一说是嵩县、伊川一带）人。早期的医方大家、晋朝的范汪是颖阳（今河南许昌）人，一说南阳顺阳（今河南内乡）人，他著有《范汪方》。较早的中医基础理论著作《褚氏遗书》的作者、南朝的褚澄是阳翟（今河南禹州）人。唐代的针灸和中药名家甄权是许州扶沟（今河南扶沟）人，寿103岁。唐代名医张文仲为高宗时御医，是治疗风病专家，曾著《疗风气诸方》，为洛州洛阳（今河南洛阳）人。对痨病（结核病）提出独到见解，著有《骨蒸病灸方》一卷的崔知悌是许州鄢陵（今河南鄢陵）人。中国现存最早的食疗专著《食疗本草》的作者，唐代的孟诜是汝州（今河南汝州）人。北宋著名的医方类书《太平圣惠方》的作者王怀隐是宋州睢阳（今河南商丘）人。宋代著名的儿科专家阎孝忠是许昌（今河南许昌）人，他为恩师编写《小儿药证直诀》一书，使儿科大师钱乙的学说得以传世。北宋仁宗时，"校正医书局"中整理古医书的高手有好几位河南人。如撰《嘉祐本草》的掌禹锡为许州郾城（今河南漯河市郾城区）人，完成

《重广补注黄帝内经素问》的孙兆、孙奇，均为卫州（今河南卫辉）人。 北宋医家王贶是考城（今河南兰考）人，著有《全生指迷方》，《四库全书提要》评价说："此书于每证之前，非惟详其病状，且一一详其病源，无不辨其疑似，剖析微茫，亦可为诊家之枢要。"北宋末期的著名医家、《鸡峰备急方》（又称《鸡峰普济方》）的作者张锐是郑州（今河南郑州）人。 南宋的伤寒大家，《伤寒补亡论》的作者郭雍是洛阳（今河南洛阳）人。 南宋法医学家郑克是开封（今河南开封）人，他著的《折狱龟鉴》是与宋慈的《洗冤集录》齐名的一部法医著作。 金元四大家之一，攻下派的代表金代张子和是睢州考城（今河南兰考县，一说民权县）人。 元代名医滑寿祖籍是襄城（今河南襄城县）人，他著有《读素问钞》《难经本义》，对《黄帝内经》和《难经》的研究做出了巨大贡献；他著的《诊家枢要》和《十四经发挥》分别是诊断学专著和针灸专著，均在中医发展史上占有光辉的一页。 明太祖朱元璋的五皇子朱橚，就藩在开封，为周定王，他著的《救荒本草》，以河南的灾荒为背景写成，开创了对野生可食植物的研究，对后世产生了深远影响。 著名的医史专家、明代的李濂是祥符（今河南开封）人，他的《医史》十卷，是我国首次以"医史"命名的医学史专著，书中为张仲景、王叔和、王冰等人补写了传记。清代名医，《嵩崖尊生全书》的作者景日昣，是登封（今河南登封）人。 清代温病学家的北方代表人物、《寒温条辨》的作者杨栗山是中州夏邑（今河南夏邑）人。 清代著名的植物学家吴其濬，是河南固始县人，他撰写的《植物名实图考》和《植物名实图考长编》，不仅是植物学的名著，也是继《本草纲目》后最重要的本草类著作，对世界医学曾产生过重要影响。 还有很多很多，不再一一列举。 据不完全统计，史传和地方志中有籍可考的河南古代医家多达 1000 余人。《周易·系辞上》曰："子曰：'书不尽言，言不尽意'。"这些著名的医家，犹如璀璨的群星，照亮了中医学发展的历史道路。

粤稽往古，从火祖燧人氏点燃华夏文明之火，改变了先民的食性，到酒圣杜康发明酿酒，促进了医药的发展；从殷墟甲骨文到许慎的《说文解字》，作为中医药文化载体的汉字，其发展过程中的主要阶段得以确立和规范；从伏羲制九针、岐黄论医道，创立岐黄之学，到伊尹著《汤液》，创中医汤剂；从道圣老子尚修身养性、庄子倡导引养生，到医圣仲景论六经辨证而创经方，确立辨证论治法则，成为中医学术的核心思想和诊疗模式，中医的经典著作《黄帝内经》《伤寒杂病论》《神农本草经》等纷纷问世；从佛教于汉代传入中国，直到禅宗祖庭少林寺融禅、武、医于一体而形成的禅医文化，这一切均发生在中原大地。

寻根溯源，我们深深感到是光辉灿烂的中原文明，孕育了中华瑰宝——中医药文化。经过几千年的历史积淀，中医药文化在中原文明的沃土中生根开花、发展壮大，并从儒、道、释及华夏文明的多个领域中汲取精华和营养，逐渐在九州大地兴旺发达，一直传到五洲四海，为华夏文明增添了绚丽的色彩，为人类的健康做出了杰出的贡献。作为后人，作为中医药文化的传承者，不能忘记，这是我们的历史，这是我们的根脉。

中原古代医药名家留下的宝贵著作，积淀了数以千年的中医精华，养育了难以计数的杏林英才。实践证明，中医的成才之路，除了师承和临证以外，读书是最基本的路径。

为了保护和传承这笔宝贵的文化财富，让广大读者顺利阅读这些古籍，并进一步深入研究中原医学，我们组织了一批中医专家和从事中医文献研究的专家，整理编写了这套《中原历代中医药名家文库·典籍部分》。计划出版 40 余部，首批校注出版 19 部，随后陆续整理出版。此套丛书，均采用校注的形式，用简化字和现代标点编排，每本书前都有对该书基本内容和学术思想的介绍及校注说明，在正文中随文出校语，做注释，注文力求简明扼要，以便读者阅读。

对中医古籍的整理研究，既是对中医学术的继承，又是对中医学术的发展；既是对前人经验的总结，又是对后人运用的启示；既可丰富基础理论，又可指导临床实践。 其意义深远，不可等闲视之。 为了"振兴中医"和实现"中原崛起"这伟大的历史使命，我们这些生于斯、长于斯的中原中医学子，愿意尽一点绵薄之力。 当然，由于水平所限，难免会出现一些缺点和错误，恳请学界同道和广大读者批评，以便我们及时修正。

此套丛书得以付梓，要诚挚感谢河南科学技术出版社的汪林中社长、李喜婷总编、马艳茹副总编等领导和医药卫生分社的同志们，是他们的远见卓识和辛勤劳作玉成了此事。 承蒙著名中医文献专家、北京中医药大学钱超尘教授在百忙中为本套丛书作序，深表谢意。时值辞旧迎新之际，祝愿我们的中医事业永远兴旺发达。

许敬生

2014 年 1 月 5 日

于河南中医学院金水河畔问学斋

原书作者及书籍内容和学术价值简介

一、作者简介

王贶，字子亨。北宋医家，考城（今河南兰考县境内）人，南京名医宋毅叔之婿。宣和中以医得幸，官至朝请大夫。所著《全生指迷方》，世人多用之。另，《古今图书集成·医部全录·医术名流列传》中"王贶"作"王况"。

【附录】

清·陆心源《仪顾堂题跋》："《全生指迷方》跋：《全生指迷方》四卷。宋王贶撰。文澜阁传抄大典本也。案贶，字子亨，考城人。本士人，为南京名医宋毅叔道方之婿。贶传其学未精，薄游京师甚困。会盐法忽变，有大贾睹揭示，失惊吐舌不能入，经旬食不下咽，医不能疗。其家忧惧，榜于市曰：有治之者，当以千万谢。贶利其酬之厚，姑往应之。既见贾状，谬为大言：尔家当勒状与我，万一不活则勿尤我，当为若针之，可立效。主者不得已，从之。急针舌之底，抽针顷刻，伸缩如平时。自是名动京师。宣和中，以进颂补从事郎，积迁至奉直大夫，靖康中例行追夺。建炎二年，补朝奉郎假拱卫大夫，合州防御使副，刘海为全军通问使。其书原名《济世全生指迷集》。吴敏序之曰：'子亨当官不苟，遇世变，尝慨然再请出疆使万里'云。见《书录解题》、赵希弁《读书附志》、《建炎以来系年要录》。盖觊本佞幸之徒，以医得幸，所谓愿出疆使万里者，无非热中徼幸，岂诚有忠臣爱国之心哉！敏亦憸人，其言无足重轻也。"

二、书籍内容及学术价值

《全生指迷方》为清代辑佚本。共分为四卷，二十一门。卷一为脉论及诊脉法，卷二至四为寒证、热证、风食、风湿、疟疾、痹证、劳伤、气病、血证、诸积、诸痛、眩晕、厥证、痰饮、消证、疸病、咳嗽、喘证、呕吐及小便等二十种病证。书前自序云其"采古人之绪余，分病证之门类，别其疑似，定其指归"，足以解惑指迷，扶危救困，故名。

作为一部方书，《全生指迷方》有其独特体例，《四库全书总目提要》曾指出："方书所载，大都皆标某汤某丸，主治某病，详其药品铢两而止。独觊此书，于每证之前，非惟详其病状，且一一论其病源，使读者有所据依，易于运用。其脉论及辨脉法诸条，皆明白晓畅，凡三部九候之形，病证变化之象，及脉与病相应不相应之故，无不辨其疑似，剖析微茫，亦可为诊家之枢要。"可见，该书无论是于中医脉学还是方剂学方面都有切实的参考价值。

三、校注所用版本简介

《全生指迷方》又名《济世全生指迷集》（见清·陆心源《仪顾堂

题跋》）、《济世全生指迷方》（见《宋史·艺文志》），简称《指迷方》。《宋志》、宋·晁公武《郡斋读书志》、宋·陈振孙《直斋书录解题》卷十三"医书类"均作三卷。明代收入《永乐大典》中。原书已佚，清乾隆年间四库馆臣从《永乐大典》中辑出。时"因篇页稍繁，厘为四卷，不复如其原数焉"。（见《四库全书总目·子部》卷十二）。

据《宋以前医籍考》所载，清代以来四卷本主要有《永乐大典》采辑本、四库全书本（以下简称四库本）、《墨海金壶》本（以下简称墨本）、《珠丛别录》本（以下简称珠本）、长恩书屋（室）本（以下简称长本）、半亩园刊本、手抄本等数种版本。其中墨本是嘉庆十三年（1808 年）据四库本校梓，与后者相比，文辞稍殊，药序多异，既有补正四库本讹漏之功，亦存刊刻脱误之过。二本互见短长。其后道光二十四年（1844 年）之珠本、咸丰四年（1854 年）之长本，以及未见载于《宋以前医籍考》的光绪二十二年（1896 年）之"求志居"本，俱称源出四库刊本，却与其相差殊多，而与墨本雷同。如四库本中"实得土气"句，墨本误作"实得□□上气"，他本皆与墨本同，是以诸本实据墨本翻刻明矣，唯有 1955 年商务印书馆《宋人医方三种·全生指迷方》排印本（以下简称商务本）既据墨本刊行，又据四库本重校，虽然晚出，不失为较好版本。

此次校注，考虑到可行性，拟以"四库文渊阁本"为底本，以1921 年上海博古斋影印《墨海金壶》本（以下简称博古斋本）为主校本，以 1922 年"上海千顷堂书局石印本"（以下简称千顷堂本）及商务本等为参校本。1935 年商务印书馆所出《丛书集成初编·全生指迷方》流传虽广，但因也据墨本排印，故不再列为校本。

四、校注说明

凡原书中通假字、古今字、异体字，以及难解字词句和其他需要说明处皆出注说明之。 生僻字采用汉语拼音及直音法双重注音。 在格式方面，通假字注为"某通某"，古今字注为"某，某的古体字"，异体字注为"某，某的异体字"。

本书校注力求简明，然于少数曲折处亦不避繁琐，遇有歧解或词义隐晦处则举书证以明，唯以言之有据、恰合其义为的。

凡所注词语重复出现且意思相同者，只在首次出现时出注并标注"下同"字样。 所注词句，十字以下者整条录出；十字以上者则标以"××"数句（如"故人迎一盛病在太阳"十六句）、"××"之后至"××"之前（如"人参"之后至"大豆卷"之前）或"××"至段尾（如"或鼓于阳"至段尾）等格式。 某些词条若前后关联，则在注后以"参见某某一节注几"的格式加以提示（如"微脉之状"注⑧中寒，释为"寒中"，其后又提示"参见'诊诸病证脉法'一节注㉜"）。

本书某些原文或校注中，如确有需要补充说明处，则酌情批注按语。 如本书"风湿"一节注⑦"匙"，校语为"博古斋本、千顷堂本皆作'字'"。 之下添加按语："'字'为古代剂量单位，盖以铜板撮散末，以覆盖一字者为度，故云。"当然，"按语"之设，也为行文方便，它是校注的延伸，所以也是另一种形式的注。

由于原底本没有句读，为适应今天读者的阅读习惯，此次校注，对全书一并进行新式标点。

五、关于参考书目

《全生指迷方》的许多内容源出《素问》及《诸病源候论》两书，故在校注时，除前文所述主校本、参校本外，还重点参考了以下书籍：

1.清·张志聪《黄帝内经素问集注》（学苑出版社，2002 年 8 月第 1 版）。

2.周凤梧主编《黄帝内经素问白话解》（上海科学技术出版社，1959 年 6 月第 1 版）。

3.程士德主编《素问注释汇粹》（人民卫生出版社，1982 年 1 月第 1 版）。

4.山东中医学院、河北医学院《黄帝内经素问校释》（人民卫生出版社，1982 年 2 月第 1 版）。

5.郭霭春主编《黄帝内经素问校注语译》（天津科学技术出版社，1996 年 4 月第 1 版）。

6.南京中医学院《诸病源候论校释》（人民卫生出版社，1980 年 10 月第 1 版）。

由于校注时限短，校者水平有限，错漏之处，在所难免，恳请读者批评指正！

叶磊

2013 年 9 月

原　序

余昔任左史^①，遇疾濒死，考城王贶子亨，为察众工^②之用药而余以生，因以其所著《全生方》一编遗余^③，藏之未暇读也。继掌外制^④，一日得异疾，谋诸^⑤医未决，子亨笑曰：毋恐，此吾书所有也。视某章，病当某药。如方，信宿^⑥而病^⑦良已^⑧，于是始奇之。归居淮南，去王城国^⑨，偶有病，秖^⑩讯^⑪于书。谪三巴^⑫，迁百粤^⑬，去医益远，又橐本^⑭以归^⑮余。余因^⑯为之表其端曰："此书字直而邃，曲而通，部居彪列^⑰，而脉络潜流^⑱；形色^⑲昭彰，而对治要妙。知方者读之，智思横生；不知者，犹可按图而愈疾。真卫生之奇宝，济物之良术也。至理不烦，至语不费。余非知道^⑳者，而于此乎取之。子亨当官不苟^㉑，遇世变，尝慨然再请，出疆万里。其论著此书，用心救世利物，不特此矣。吴敏^㉒序。

【校注】

① 左史：官名。周代史官有左史、右史之分。左史记行动，右史记言语。见《礼记·玉藻》。一曰左史记言，右史记事。见《汉书·艺文志》。唐宋曾以门下省之起居郎、中书省之起居舍人为左、右史，分别主记事与记言。

② 工：即医工，古代对一般医生的称谓。

③ 余：千顷堂本同此。博古斋本作"予"。

④ 外制：唐、宋翰林学士受皇帝之命起草诏令，称为内制；中书舍人与他官加知制诰衔者为中书门下撰拟的诏令，称为外制。明清已无此称，此沿用古说尔。

⑤ 诸：之于，兼词。

⑥ 信宿：即两宿。再宿为信。

⑦ 病：博古斋本、千顷堂本皆作"疾"。

⑧ 良已：痊愈。已，止也，下同。

⑨ 去王城国：离开都城。去，离开。王城，都城。国，古义也有都城之义。

⑩ 秖（dī滴）：古同"祇"（zhǐ）。秖，古同"祇"（zhǐ），文中为"仅仅、只"之义。

⑪ 讯：问。

⑫ 三巴：古地名。东汉末称巴郡、巴东、巴西为三巴。相当于今四川嘉陵江和綦江流域以东的大部分地区。

⑬ 百粤：古代越族居住在江、浙、闽、粤各地，各部落各有名称，统称百越，也称百粤。

⑭ 橐（tuó陀）本：把书装入囊中。橐，"橐"的异体字。此用为动词。

⑮ 归：跟随。

⑯ 因：博古斋本、千顷堂本皆作"以"。

⑰ 部居彪列：按类归部，排列分明。彪，虎纹，此引申为"显明"义。博古斋本、千顷堂本此字皆作"标"。

⑱ 流：流布。

⑲ 形色：本指形态和容色。文中指对脉证等病情的阐释。

⑳ 知道：通晓医道。

㉑ 苟：苟安。

㉒ 吴敏：字符中，真州（今江苏仪征县）人。官仕徽宗、钦宗两朝，历任中书舍人、给事中、知枢密院事、少宰、观文殿大学士等职，后为广西、湖南宣抚使，卒于任上。

自　序

　　德弥①大者，常存乎好生之心；志弥广者，每切②于立言为教。在上世则有伊尹，逮后汉乃见张机。　祖述③神农之经，发明④黄帝之道。　虽然术至通神之妙，在乎知虑⑤以为先；药至起生之功，必因精能而后效。　天无弃物，非⑥人莫⑦知所能；人有常心⑧，非道莫知所适⑨。　凝神自悟，触理皆分⑩，故能赞益⑪天机，悉体阴阳之变；深穷⑫造化⑬，博极⑭生死之源。　候色验形，自契⑮一时之理；刳⑯肠剖臆，难传后代之精。　至于汤液除疴，砭石起死⑰，必当研穷性味，斟酌浅深。　治理在于君臣，协攻资乎⑱佐使。　方书之行，其来尚⑲矣。　而⑳人犹不能刻意㉑研求，专心致志，撄㉒邪抱病，则束手无能；制疗处方，则委身纰缪㉓，余窃悲之。　于是采古人之绪余，分病证之门类，别其疑似，定其指归，阴阳既明，虚实可考。　若能按图求治，足以解惑指迷，虽未起死回生，庶几㉔扶危拯困，故号曰"全生指迷"，以崇大伦之道㉕焉。　考成㉖王贶子亨序。

【校注】

① 弥：尤。

② 切：贴近，近。

③ 祖述：效法、遵循。

④ 发明：阐发、说明。

⑤ 知虑：智慧和谋略。 知，"智"的古字。

⑥ 非：除非。

⑦ 莫：没有谁。 无指代词。

⑧ 常心：恒心。

⑨ 适：往，归向。

⑩ 触理皆分：意谓领悟真相就会明辨事物。 分，明。

⑪ 赞益：帮助。

⑫ 穷：穷尽。

⑬ 造化：本指创造化育万物的自然。 文中指自然之理。

⑭ 极：穷尽。

⑮ 契：契合。

⑯ 刳（kū 枯）：剖挖。

⑰ 起死：使死去的人复生。

⑱ 资乎：借助于。

⑲ 尚：久远。

⑳ 而：博古斋本、千顷堂本皆作"有"。

㉑ 刻意：用心。 刻，深。

㉒ 撄：触犯。

㉓ 纰缪：错误。 缪，通"谬"。

㉔ 庶几：或许。

㉕ 大伦之道：本指封建社会的基本伦理道德。 此指济世救人之功。

㉖ 成：博古斋本、千顷堂本皆作"城"。 成，通"城"。

目　　录

卷

一

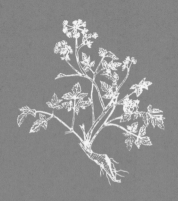

脉　论

论曰：人以天地之气生，四时之法成，是以有五藏六府，四肢十二经，三百六十五穴，以象五运六气，四时十二月，周天之度①。阴阳变化，与天地同流②。乖③其气，逆④其理，则阴阳交错，府藏偏毗⑤，脉行迟速，荣⑥卫失度，百病从生。非脉无以探赜⑦索隐。所谓脉者，乃天真之元气，有生之精神。精神去幹⑧，脉理乃绝。故上古圣人，体性鉴形，剖别藏府，详辨经络，会通内外，各著其情，气穴所发，各有腧名。善诊脉者，静意视义⑨，观其变于冥冥⑩之中，以神合神，悠然独悟，口弗能言。先别阴阳，审清浊，而知分部；视喘息⑪，听音声，而知病所生。所谓阴阳者，至者为阳，谓随呼而出也；去者为阴，谓随吸而入也。动者为阳，鼓击躁急也；静者为阴，来去沈沈⑫默默也。数⑬者为阳，谓一呼一吸六至也；迟者为阴，谓往来不满三至也。于三部⑭九候⑮之内，察其脉形，有独异者，谓独大独小，独疾独迟，独不应四时者，乃受病之所也。

【校注】

① 周天之度：古代天文术语，指太阳绕地球转一圈。

② 同流：相类似。

③ 乖：变乱。

④ 逆：违逆。

⑤ 毗（pí　皮）：损坏，败坏。

⑥ 荣：通"营"。

⑦ 赜（zé 泽）：幽深。

⑧ 幹：主体；身体。千顷堂本此字作"榦"，博古斋本作"幹"。按，"榦"乃
"榦"的误字，而"榦"为"幹（干）"的异体字。

⑨ 静意视义：静心观察病人的形体。义，通"仪"。语出《素问·宝命全形
论》。

⑩ 冥冥：幽眇无形貌。此言血气变化之不可见。

⑪ 息：博古斋本、千顷堂本皆作"急"。

⑫ 沈沈：博古斋本、千顷堂本皆作"沉沉"。沈，"沉"的古字。按，四库本《全
生指迷方》关乎脉象"沉"字俱作"沈"，而余本皆作"沉"，下不赘注。

⑬ 数（shuò 硕）：频繁。下同。

⑭ 三部：指寸口、人迎和跌阳三部脉象。

⑮ 九候：据《素问·三部九候论》，指头部两额、两颊和耳前；中部寸口、合谷
和神门；下部内踝后、大趾两侧与次趾之间等九处的动脉。另据《难经·十八
难》，则以寸、关、尺三部脉象分浮、中、沉取之合称九候。

辨五藏六府部位脉法

左手寸口脉，浮取之属小肠为府，沈取之属心为藏，其经则手
太阳、少阴。左手关上脉，浮取之属胆为府，沈取之属肝为藏，其
经则足少阳、厥阴。左手尺中脉，浮取之属膀胱为府，沈取之属肾
为藏，其经则足太阳、少阴。

右手寸口脉，浮取之属大肠为府，沈取之属肺为藏，其经则手
太阴、阳明。右手关上脉，浮取之属胃为府，沈取之属脾为藏，其
经则足太阴、阳明。右手尺中脉，浮取之属三焦①为府，沈取之属
心胞②络，又属右肾，其经则手少阳、厥阴。

【校注】

① 三焦：中医藏象学说名词，为上焦、中焦和下焦之合称。即将躯干划分为三个部位，横膈以上为上焦，包括心、肺；横膈以下至脐为中焦，包括脾、胃；脐以下为下焦，包括肝、肾、大肠、小肠、膀胱。

② 胞：博古斋本同此，千顷堂本作"包"。包，"胞"的古字。

辨人迎三部跌阳九候五藏六府脉法

论曰：诊脉之法，其要有三：一曰人迎，在结喉两傍，取之应指而动，此部法天也。二曰三部，谓寸关尺也。于腕上侧有骨稍高，曰高骨。先以中指按骨，谓之关，前指为寸部，后指为尺部。尺寸以分阴阳，阳降阴升，通度①由关②以出入，故谓之关，此部法人。三曰跌阳在足面系鞋之所，按之应指而动者是也，此部法地。三者皆气之出入要会，所以能决吉凶死生。凡三处大小迟速相应齐等，则为无病之人。故曰：人迎、跌阳三部不参，动数发息③，不满五十④，未知生死，以三者为决死生之要也。故人迎一盛病在太阳⑤，谓阳极也；四盛以上为隔阳，谓无阴以收也。寸口一盛病在少阴，二盛病在太阴，三盛病在厥阴，厥有尽也；四盛以上为关阴，谓无阳以系也。隔阳者，气上而不能下，则吐逆；关阴则闭塞，大小便不通，皆死不治。九候者，谓三部之位，一位有三候。浮取之属阳，沈取之属阴，中得之为胃气，故无胃气则死。五藏之脉，轻手于皮肤得之者肺也，至肌得之者心也，至肉得之者脾也，至筋得之者肝也，至骨得之者肾也。五者轻重皆应，是谓五藏之气全也。

又有推而外之在经络,推而内之在血脉。凡诊平人⑥之脉,当以平旦⑦,阴气未动,阳气未散,饮食未进,脉络调和,可以见有余不足之脉。一呼行三寸,一吸行三寸,呼吸行六寸而脉四至,呼吸之间又一至,此盛脉得天全者也。若过十息,脉应五十动,又须与气相应。往来缓急得中,润泽如慢水流行源源⑧者,此寿脉无疾也。若不满五十动一止,此一藏之气绝,四岁死;三十动一止三岁死;二十动以下一止,期⑨以岁月死。若与形气不相应,往来短促枯燥无首尾,此不寿之脉而多病。凡诊病脉,则不以⑩昼夜,审脉所以察其由,则寒热虚实见⑪矣。凡脉病人不病者死,人病脉不病者生。

【校注】

① 通度:同义复用。 此指阴阳二气的升降出入。

② 关:关口,关界。 元·戴启宗《脉诀刊误》卷上:"尺寸之间谓之关。 关者,阴阳之限也。"

③ 动数发息:意谓医生诊脉时根据自己的呼吸来测定病人的脉跳次数。 一说指脉跳的快慢及脉动的起止、来去(见《中医药文化》2008年3期符箓所撰《伤寒论·序》"动数发息"考释一文)。 息,中医学上一呼一吸谓之一息。

④ 不满五十:古人认为诊脉不满五十动为失诊。

⑤ "故人迎一盛病在太阳"十六句:语出《素问·六节藏象论》:"岐伯曰:人迎一盛病在少阳,二盛病在太阳,三盛病在阳明,四盛以上为格阳。 寸口一盛病在厥阴,二盛病在少阴,三盛病在太阴,四盛以上为关阴。 人迎与寸口,俱盛四倍以上为关格。 关格之脉赢,不能极于天地之精气,则死矣。"

⑥ 平人:中医指健康人。

⑦ 平旦:即寅时,指凌晨三点到五点。

⑧ 源源:如水流一般不断。

⑨ 期:日期;期限。

⑩ 以：博古斋本、千顷堂本皆作"拘"，于义为佳。

⑪ 见："现"的古字。

诊诸病证脉法

论曰：脉变于内，病形于外，相参以察其理。气热脉满，是谓重实。脉实以坚，谓之益甚。上下相失，不可数者死，谓至数也①。脉口热而尺反缓，皮肤外证也，滑则从，涩则逆②。寸口肤热而尺肤寒，络气不足也③。尺肤热脉满，寸口肤寒脉涩，是经气不足，络气有余也。脉寸虚尺虚，是谓重虚，重虚者死。寸虚者，病情无常，神不守也。尺虚者，行走恇④然，脉滑则生，涩则死。脉急大坚，尺涩而不应，谓之形满，手足温则生，寒则死。乳子中风热，喘鸣肩息，脉缓则生，急则死⑤。下痢白沫，脉沉则生，浮则死。下痢脓血，脉悬绝则死，滑则生。浮涩之脉，身有热者死。癫疾之脉，博大而滑，久久自已，脉小坚急，死不治。人病⑥口甘而渴，此数食甘美而多肥⑦，五气之溢也，谓之脾瘅⑧。病人口苦，此因数谋虑不决，胆虚气上溢，是谓胆瘅⑨。凡消瘅⑩之脉实大，病久可治。病人身热如炭，颈膺如格⑪，人迎躁盛，喘息气逆，太阴脉微细如发者，死不治，谓⑫气口与人迎不相应也。心脉满大，痫瘛⑬筋变⑭。肝脉小急，痫瘛⑮筋挛。肝脉鹜暴⑯，有所惊骇。无故而瘖⑰，脉不至，不治自已，谓气暴厥⑱也，气复则已。肾脉小急，肝脉小急，皆为瘕⑲。肝脉并沉为石水，并浮为风水，并虚为死，并小弦为惊。肾脉大急沉，肝脉大急沉，皆为疝⑳。肺沉抟㉑为肺疝。太阳急为瘕，膀胱气也。太阴急为脾疝。少阴急为痫厥㉒，心病也。少阳急为惊，胆病也。脾脉沉鼓为肠澼㉓，由饱食而筋脉横解^㉔，肠澼为痔。胃脉沈鼓涩，胃外鼓大。心脉小急，皆为偏枯。年不满二十者，三岁死。脉至而抟^㉕，血衄^㉖身热者死。心肝脉小沈涩，为肠澼。心脉至如喘，名曰暴厥，不知与人言。脉至如数^㉗，使人暴惊，三四日自已。肺脉有余，病皮痹^㉘，闭不通而生癃疹^㉙；不足，病肺痹^㉚寒湿。脾脉有余，病肉痹^㉛，寒中^㉜，阴隔塞也；不足，病脾痹^㉝。肝脉有余，病筋痹^㉞，胁满不利；不足，病肝痹^㉟。肾脉有余，病骨痹^㊱，身重；不足，病肾痹^㊲。凡阴病见阳脉者生，谓病人四肢厥，恶寒多汗，脉得洪大数实也；阳病见阴脉者死，谓病人身热狂躁谵言^㊳，欲饮水，脉得沈细微迟也。

【校注】

① "上下相失"三句：意谓上下脉象均不相应而其至数又错乱不可数者为死证。语出《素问·三部九候论》："上下左右相失不可数者死。"

② "滑则从"二句：语出《素问·通评虚实论》。指脉滑则气血皆盛，叫作从；脉涩则气血皆虚，叫作逆。按，"从、逆"即"逆从"，此处指病证的顺逆。

③ 络气不足也：博古斋本、千顷堂本于此句前皆有"是经气有余"一句，于义为佳。

④ 恇（kuāng 筐）：怯弱；虚弱。《说文》："恇，怯也。"

⑤ "乳子"四句：语出《素问·通评虚实论》。喘鸣，中医学病证名。指呼吸急促，喉中有痰鸣声。又名痰喘、哮。肩息，亦中医学病证名。指抬肩以助呼吸之状，多见于严重呼吸困难者。

⑥ 人病：博古斋本、千顷堂本皆作"病人"，于义为佳。

⑦ 多肥：此指多食肥腻之物。

⑧ 脾瘅（dān 丹）：中医学病名。语出《素问·奇病论》。脾瘅是一种过食肥甘，以口中发甜为主症的疾病，易发展为消渴病。

⑨ 胆瘅：中医学病名。语出《素问·奇病论》。《圣济总录》卷四十二："《内经》谓有病口苦，名曰胆瘅。"

⑩ 消瘅：此指消渴病。《儒门事亲》："消瘅者，众消之总名。"

⑪ 颈膺如格：语出《素问·奇病论》。指颈部和胸膺部如有所格拒而上下不通。格，阻拒。

⑫ 谓：通"为"，因为。下同。

⑬ 痫瘛（chì 赤）：此指筋脉抽搐痉挛之症。痫，即癫痫，是一种发作性神志异常的病证。瘛，一作瘈，是一种筋脉拘急、手足挛掣的病证。《素问·玉机真藏论》："病筋脉相引而急，病名曰瘈。"

⑭ 变：博古斋本、千顷堂本也作"变"。变（变），当作"挛（挛）"。形误。同文下句即作"筋挛"。又，《素问·大奇论》："心脉满大，痫瘛筋挛；肝脉小急，痫瘛筋挛。"

⑮ 痓（zhì 治）：痉挛。博古斋本、千顷堂本皆作"痓"。南宋·戴侗《六书故》曰："医书云痓，亦作痉。考之《说文》，合之以声，痓乃痉之讹，当定为痉。"

⑯ 骛暴：形容肝脉搏动急疾而乱之状。骛，《说文解字》："乱驰也。"暴，急骤；猛烈。

⑰ 瘖（yīn 因）："喑"的异体字。哑。

⑱ 暴厥：中医学病证名。指突然昏厥，不省人事的一类病。暴，突然。

⑲ 瘕（jiǎ 假）：中医称腹内结聚为瘕。

⑳ 疝：中医学病证名。指内脏凸出或因寒袭而致引痛的一类病症。

㉑ 抟：据文义，疑为"搏"之误。博古斋本、千顷堂本皆作"搏"。

㉒ 厥：中医将突然昏倒、不省人事，或伴四肢逆冷为主要表现的疾病统称为厥证。

㉓ 肠澼：中医学病名。痢疾或便血沫，统称肠澼。澼，指痞块生于两胁，时痛时止的病证。多由饮食不节、寒痰凝聚、气血瘀阻所致。

㉔ 横解：张弛义。

㉕ 抟：注同㉑。

㉖ 血衄（nù 女去声）：中医学病证名。指非外伤性头部诸窍及肌表出血的一类症状。

㉗ 如数：如果频繁。

㉘ 皮痹：中医学病名。是以皮肤浮肿，继之变硬、萎缩为主要症状的一种病证，多由脾肾阳虚，卫不能外固，风寒湿邪乘虚郁留，经络气血痹阻，营卫失调而致。痹，"痹"的异体字。下同。

㉙ 瘾疹：中医学病名。是一种常见的皮肤病。其特征是皮肤出现瘙痒性风团，骤然发生并迅速消退。又称疙瘩、风疙瘩，俗称风疹块等。

㉚ 肺痹：即肺痹。中医学病名。由皮痹入舍于肺而成。亦称皮痹。证见恶寒发热、咳嗽喘息、胸满背痛、烦闷不安等。多因肾气不足，房劳伤肾，营卫气逆，风寒湿邪入舍于肺而成。

㉛ 肉痹：即肉痹。中医学病名。是一种虽能饮食却四肢活动迟钝、不能收持的痹证。多由饮食不节、膏粱肥美伤脾所致。

㉜ 寒中：中医学病名。为类中风之一。由于猝中寒邪而发病，故名。《医宗必读·类中风》："寒中，身体强直，口噤不语，四肢战掉，卒然眩晕，身无汗者，此寒毒所中也。"

㉝ 脾痹：即脾痹。中医学病名。由肌痹发展而成。脾主肌肉，故亦有脾痹即肌痹之说。症见四肢倦怠、胸闷、咳嗽、呕吐清涎等。

㉞ 筋痹：即筋痹。中医学病名。是一种筋膜受风寒湿邪侵舍而所致的痹证。症见筋脉拘急、关节疼痛而难以伸张、腰背强直、步履艰难等。

㉟ 肝痹：即肝痹。中医学病名。是一种痹病邪侵舍肝脏所致的痹证。亦可由筋痹、肝痹发展传变而成。症见头痛、夜卧多惊、渴饮、多尿、腹胀、腰痛、胁痛、足冷等。

㊱ 骨痹：即骨痹。中医学病名。凡由六淫之邪侵扰人体筋骨关节，闭阻经脉气血，出现肢体沉重、关节剧痛，甚至发生肢体拘挛屈曲，或强直畸形者均谓之骨痹。

㊲ 肾痹：即肾痹。中医学病名。由骨痹日久不愈复感外邪所致。症见腰背偻曲不能伸、下肢拘挛、腰痛、遗精等。

㊳ 谵（zhān 沾）言：指病中神志不清，胡言乱语。

辨脉形及变化所主病证法

浮脉之状，在皮肤轻手得之，重按则似有若无。王①于秋，主肺，主风，主虚乏短气。秋得之为顺，春得之为贼邪，冬得之为虚邪，夏得之为实邪，又为微邪，其病不治自愈。纯浮为感风，浮弦②为虚劳，浮紧为风寒，浮芤为衄血，浮滑为风痰，浮洪为风气壅滞，浮微为气不足，浮缓为风虚，四肢不随，浮涩为伤肺咯血③、嗽血，浮迟为伤惫，浮弱为虚损，浮濡为气血俱不足。又看见于何部位，以臟腑④经络推之，余皆仿此消息。

【校注】

① 王：通"旺"。

② 弦：脉象之一。按，"纯浮为感风"后面十二句中凡"浮"字之后的"弦、紧、芤、滑、洪、微、缓、涩、迟、弱、濡"皆为脉象，详见下文。

③ 咯（kǎ 咔）血：中医学病证名。指喉部或喉以下呼吸道出血，经口腔排出。

④ 臟腑：博古斋本、千顷堂本作"藏府"。

沈脉之状，取于肌肉之下得之。主藏病，沈滞伏匿。在寸为心肺郁伏，悲忧不乐。在关为肝脾不利，中满善噫①膜②胀。湿胜则肿满溏泄，食不化，支膈③，胁满，善恐。在尺则为石水④，腹肿硬，以指弹之壳壳然⑤有声，小便涩。沈紧为肠间积寒痛，沈涩结为五气积聚成形，沈数或疾为骨蒸⑥，沈滑为肾消⑦、骨枯、善渴、小便数。纯沈为肿重，足膝不利，不得履地，得之于阴湿之气。沈而微，五藏气衰，骨痿⑧不能起。

【校注】

① 噫（yī 衣）：中医学病证名。《证治准绳·幼科》："经曰：脾病则面黄善噫。噫者，寒气客于胃，厥逆从下上散，复出于胃而为噫。"又，《证治准绳·杂病》："《内经》所谓噫，即今所谓嗳气也。"

② 膜：胀肿。《素问·阴阳应象大论》："浊气在上，则生䐜胀。"

③ 支膈：中医学病证名。病人自觉胸膈下有一股气阻塞不适。

④ 石水：中医学病名，为水气病之一。《医宗金鉴·订正仲景全书金匮要略注》："病有风水，有皮水，有正水，有石水，有黄汗。"原注："正水，水之在上病也；石水，水之在下病也。"

⑤ 壳壳然：中空貌。

⑥ 骨蒸：中医学病名。为五蒸之一，病人所发之热似自骨髓蒸蒸而出，故名。《外台秘要》卷十三："骨髓中热，称为骨蒸。"

⑦ 肾消：中医学病名。为三消之一，症见面黑耳焦，饮一溲二，溲似淋浊，如膏如油等。多由肾水亏竭，蒸化失常所致。又称消肾、肾痟、下消。

⑧ 骨痿：中医学病名。属诸痿证之一。症见腰背酸软，难以直立，下肢痿弱无力，面色暗黑，牙齿干枯等。由肾热内盛，或邪热伤肾，阴精耗损，骨枯髓虚所致。语出《素问·痿论》。

迟脉之状，往来极迟，一息三至。为阴盛阳虚之候，若手足厥不回者死。五藏气短，不能朝于气口，肺肾俱衰也。《太素脉诀》①作肺肾俱绝。陈无择②《三因方》云：迟者应动极缓，与人迎相应，则湿寒凝滞；与气口相应，则虚冷沈积，为寒为痛。迟而涩为癥瘕③咽酸④。

【校注】

① 《太素脉诀》：明代张太素所撰的一部脉学著作，共两卷。又名《太素脉秘诀》《太素张神仙脉诀玄微纲领宗统》。

② 陈无择（1131—1189）：名言，字无择。南宋医家。原籍青田鹤溪（今景宁县鹤溪镇），久居温州，为永嘉医派的创始人，又为中医病因学的奠基人；所著《三因方》（又称《三因极一病源论粹》）十八卷，对后世病因病理学产生极大影响。

③ 癥（zhēng 征）瘕：中医学病证名。指腹腔内有包块肿物结聚的疾病。后世一般以坚硬不移、痛有定处者为癥；以聚散无常、痛无定处者为瘕。

④ 咽酸：中医学病证名。症见胃内酸水上至咽喉，不及吐出而下咽。又称吞酸、醋咽。《三因方》卷十一："食后噫酸吞酸，皆宿食证，俗谓之咽酸是也。"

数脉之状，往来急数，一息六至。为阳盛阴微之候。寸脉见之为热，为躁，为烦。左关为目赤头痛烦满①，右关为口臭胃烦②呕逆。尺中见为小便黄赤，大便闭涩。与人迎相应为热，与气口相应或为疮③。

【校注】

① 烦满：中医学病证名。谓心烦胸中闷满之症。语出《素问·热论》。多由邪热内盛，或痰液瘀滞，或留饮瘀血内停所致。可见于伤寒、肺痹、癫狂等多种病证。

② 烦：热。

③ 疮：中医学病名。为皮肤感染与肌肤创伤之总称。语出《素问·至真要大论》："诸痛痒疮，皆属于心。"

洪脉之状，大而隐指①。若大而散漫，是谓气衰。大而浮，风客②于卫，咳出青黄脓如弹丸大，若不出则伤肺。下利③得脉大，利益甚。霍乱④得之则吉。又其脉主夏，属心。

【校注】

① 隐指：据文义，疑作"应指"。《脉经·脉形状指下秘诀第一》有"实脉，大而

长，微强，按之隐指幅幅然"句，其中"隐指"，《濒湖脉诀》即改为"应
指"。

② 客：留居。

③ 下利：简称利，是早期古医籍对痢疾与泄泻病的统称。后世区分为利与痢，以
利为泄泻，痢为痢疾。

④ 霍乱：中医学病名。起病急骤，猝然发作，上吐下泻，腹痛或不痛。因病变
起于顷刻之间，挥霍撩乱，故名霍乱。

虚脉之状，浮大无力，迟而且柔，又如蜘蛛丝。此阳气衰少，
阴气独居，为多汗亡①阳，形气萧索，其人不寿。

【校注】

① 亡：失。下同。

散脉之状，浮而无力，至数不齐，涣漫不收，更甚于虚，或来多
去少，按之如无。此气血俱虚，根本脱离之候。左寸软散，为阳虚
不敛。右寸见之，为气耗汗出。肝脉软散，色泽者，当病溢饮①。
脾脉得之，色不泽，当病足胻②肿。尺脉见散，为精气衰耗。又产
妇得之生，孕妇得之死。

【校注】

① 溢饮：中医学病名。为饮病之一，是一种以头面、下肢或全身浮肿、畏冷、乏
力等为主要表现的水肿类疾病。《金匮要略·痰饮咳嗽病脉证并治》："饮水流
行，归于四肢，当汗出而不汗出，身体疼重，谓之溢饮。"

③ 胻（héng 恒）：小腿。

芤脉①之状，如浮而大，于指面之下，其形中断，又如流水不
相续，或如泻漆之形，断而倒收，又似弦而软。《太素脉诀》云：芤

脉之状,中空弦散。主吐血,呕血,衄血,男子失精,妇人胞漏②,半产,血崩。又曰,其状弦大,弦则为减,大则为芤,弦芤相搏,此名为革,金刑木而伤肝也。芤而滑,呕吐,甚则亡血;芤而数,阳陷阴中,血妄行;芤而紧③,风冷入血,下血如豚肝④,脐腹痛,死不治;芤而弦,因失血致劳伤;芤而微或散,久成血枯。

【校注】

① 芤(kōu 抠)脉:中医脉学名词。 指浮大而软,按之中央空、两边实的一种脉象。 因类似于手指按葱管的感觉,故名。 详见《脉经》《濒湖脉学》。 芤,葱的别名。

② 胞漏:中医学病名。 指妊娠期间,阴道少量出血,时下时止,淋漓不断,而无腰酸腹痛为主要表现的疾病。 又名漏胞、胎漏、漏胎、漱经。《医学入门》曰:"不痛而下血者为胎漏。"

③ 紧:博古斋本、千顷堂本皆作"急"。

④ 豚肝:即猪肝。 豚,小猪,亦泛指猪。

濡脉之状,极软弱,如以指按水中绵,如有如无。《太素脉诀》云:诸部脉形,按之极小。 为阴阳俱不足,湿冷雾露之气所伤。 为病,头重如以湿热之物裹首;大筋软短,小筋弛长,为痿弱骨不能立;又为亡津液,精神不收;《十便良方》云:精神干急或偏枯,血脉痹得之风冷湿气也,余同前。 又为胫痠①枯,细手足,常厥冷,肉理不密。

【校注】

① 痠:"酸"的异体字。 指因疲劳或疾病引起的微痛而无力的感觉。

微脉之状,极微,或似有似无。 为气血不足,为虚惫,亡血,亡汗,小便数或白浊。 若微数为阴虚,客阳内热,谷气少也。 若在尺部,肾脂枯,髓不满骨。若在左关则肝虚血不足,目视䀮䀮①,筋缓弱;若在右关则虚滑泄注②,谷不化,肠鸣③及浆粥不入胃。若在右寸,则为肺损背寒,口中如含霜雪,咳嗽肌疏,不可以风,短气;若在左寸,为心虚恍惚,忧思不乐,多恐,如人将捕之。若六部俱微,则阳不及四肢,足胫冷,手足厥,常欲汤火煖④之。陈无择《三因方》云:微者,极细而软,似有若无。与人迎相应,则风暑⑤自汗。与气口相应,则阳脱泄。八⑥里,病脉微,为虚,为弱,为衄,为呕,为泄,为亡汗,为拘急⑦。微弱为少气,为中寒⑧。

【校注】

① 䀮(huāng 荒)䀮 视不明貌。 亦作"肓肓"。 䀮"肓"的异体字。《玉篇·目部》:"肓,目不明。"

② 泄注:中医学病证名。 症见泄下如水注状。 又称水泻、注泄、注下。 语出《素问·气交变大论》。

③ 肠鸣:中医学病证名。 是一种腹中胃肠蠕动并辘辘作响的症状。 又称腹鸣。 语出《素问·藏气法时论》。

④ 煖:"暖"的异体字。

⑤ 风暑:此即"暑风"。 中医学病证名。 是一种因热盛而出现昏迷抽搐的症状。

⑥ 八:博古斋本、千顷堂本皆作"入",当从。

⑦ 拘急:中医学病证名。 指肢体牵引不适有紧缩感。 常发病于四肢及腹部。

⑧ 中寒:即寒中。 参见"诊诸病证脉法"一节注㉜。

革脉之状,浑浑①革至如涌泉,谓出而不返也。为阴气隔阳,又为溢脉②。盖自尺而出,上于鱼际,亦谓之离经,无根本也。又覆脉之状,自寸口下退,过而入尺,皆必死之脉也。

【校注】

① 浑浑:中医脉学名词。 比喻脉来杂乱无章。《素问·疟论》:"无刺浑浑之

脉。"《素问·脉要精微论》:"浑浑革至如涌泉,病进而色弊。"王冰注:"浑浑言脉气混乱也。"

② 溢脉:中医脉学名词。为长脉之一种。长脉的脉象特征,指脉动应指的范围超过寸、关、尺三部,脉体较长。其中向上逾寸部至鱼际者称为溢脉,下逾尺部者称为履脉。

伏脉之状,重于沈,指下寻之方得,盖时见时隐也。《太素脉诀》云:伏脉之状,其形沈伏,隐隐其位。此阴阳之气相伏也,或阴中伏阳,阳中伏阴。脉疾为伏阳内热,身虽寒而不欲盖衣。脉迟小,有来无去,此伏阴在内,阳气不得入也,其人身虽热而但欲覆被向火。脉实者有伏气①在内,涩者有动气②,在左则左病,在右则右病,在脐则居脐上下,居脐上为逆,居脐下为从。

【校注】

① 伏气:中医学病证名。指邪气伏藏于体内。

② 动气:中医脉学名词。指脉搏跳动时的动态和气势,可反映脏腑情况。《素问·至真要大论》:"所谓动气,知其脏也。"

牢脉之状,如弦而实,寻之则散。《太素脉诀》云:指下寻之不动。为五劳①六极②七伤③之病。若加数疾则发热,加短迟则发寒,疾迟不常④为⑤寒热,肢⑥体迫急,情思不乐。

【校注】

① 五劳:中医学病证名。指五藏劳伤,即肺劳、肝劳、心劳、脾劳、肾劳。详见《诸病源候论·虚劳候》。

② 六极:中医学病证名。指六种极度虚损的病证,即气极、血极、筋极、骨极、肌极、精极。详见《诸病源候论·虚劳候》。又,《云笈七籤》:"五劳则生六极,一曰气极,二曰血极,三曰筋极,四曰骨极,五曰精极,六曰髓极。"极,

疲也，此指虚损。

③ 七伤：中医学病证名。《诸病源候论》以大饱伤脾、大怒气逆伤肝、强力举重或久坐湿地伤肾、形寒饮冷伤肺、忧愁思虑伤心、风雨寒暑伤形、恐惧不节伤志为七伤。另，同篇又以生殖系统的七种疾病为"七伤"："七伤者，一曰阴寒，二曰阴痿，三曰里急，四曰精连连，五曰精少阴下湿，六曰精清，七曰小便苦数、临事不举。"

④ 不常：犹言无常。

⑤ 为：博古斋本、千顷堂本皆作"则"。

⑥ 肢：博古斋本、千顷堂本皆作"支"。支，"肢"的古字。

实脉之状，举按有力，重按隐指①愊愊然②。气不利，亦主伏阳在内，蒸热劳倦，胃气壅塞为内痈③。实数为三焦闭热，大便秘实。滑为癖饮④癥瘕留聚之病。实大为气盛闭塞。《太素脉诀》，实大作实洪。实沉为藏府气不通，带短，《太素脉诀》云：实而短。为宿谷不化。

【校注】

① 隐指：见前"洪脉之状"注①。

② 愊（bì 必）愊然：此指脉象坚实貌。

③ 内痈：中医学病名。与"外痈"相对而言，内痈生在脏腑，外痈生在体表。《诸病源候论》卷三十三"内痈候"："内痈者，由饮食不节，冷热不调，寒气客于内，或在胸鬲，或在肠胃，寒折于血，血气留止，与寒相搏，壅结不散，热气乘之，则化为脓，故曰内痈也"。

④ 癖饮：中医学病名。为痰饮病之一。一名饮癖。《诸病源候论·痰饮诸病候》："此由饮水多，水气停聚两胁之间，遇寒气相搏，则结聚而成块，谓之癖饮。在胁下弦亘起，按之则作水声。"

弱脉之状，小而无力。为精不足，短气，表里俱衰，为暴下①。

阴并于阳,汗出不止者死。又为脚弱筋缓,足不能履地。恶寒,不可出风②。

【校注】

① 暴下:中医学病证名。指急性腹泻。

② 出风:经风,见风。

细脉之状,细细如①线。《太素脉诀》云:其形细微。阴气胜阳也。又为手足寒,气少,惨惨不舒畅。又血不荣于四肢,谓寒则涩而不流行也。(《太素脉诀》云:又主冷泄痢。)

【校注】

① 如:博古斋本、千顷堂本皆作"似"。

缓脉之状,不迟不疾,一息四至,往来得中①,实得土气。《太素脉诀》云:缓脉之状,如柳叶也。缓甚,为病四肢不收,受湿而痹。缓而沈,脾气滞,志意不舒展,气痞②多噎;缓而涩,肌肉不仁③,津液不流行,荣卫失度,因以致风;缓而微,为消气④;缓而滑,为热中⑤多食;缓而短,谷不化,为溏泄;缓而浮,为风痹曳⑥。陈无择《三因方》云:缓者,浮大而软,去来微迟。与人迎相应,则风热入藏;与气口相应,则怒急伤筋。缓而在下,为风为寒,为弱为痹,为疼为不仁,为气不足,为眩晕。缓而滑为热中。缓而迟,虚寒相搏,食冷则咽痛。

【校注】

① 得中:合适,正好。

② 气痞:中医学病证名。指无形之邪结聚于胸腹之间的一种病证。痞,中医学中一般指胸腹间气机阻塞不舒的一种自觉症状。

③ 不仁：指肌肤肢体麻木，不灵便。

④ 消气：中医学病证名。为九气之一。指心肺之气因悲而消减的症状。详见《诸病源候论·气病诸候》。

⑤ 热中：中医学病名。此指善饥多食、小便频数的一种病证。《素问·腹中论》王冰注："多饮数溲，谓之热中。"

⑥ 风瘅（duǒ 朵）曳（yè 页）：中医学病证名。《诸病源候论·风瘅曳候》："风瘅曳者，肢体弛缓不收摄也。人以胃气养于肌肉经络也，胃若衰损，其气不实，经脉虚，则筋肉懈惰，故风邪搏于筋而使瘅曳也。"瘅，下垂。曳，拖着。

涩脉之状，往来极涩，如水不能流，或聚于指下，或绵绵①如泻漆，断而倒收，又似止非止。《太素脉诀》云：涩脉之状，如刀口到指，不离其所。主男子亡血失精，妇人胎妊不成，月候②凝涩，或崩伤不止，五带③，败血在腹，或血瘕④成形，筋急寒痹⑤。浮涩为肺病，咯血咳嗽，虚劳。涩中时弦，为金木相刭⑥，胁下痛，不得卧者死。在左寸，为心痹⑦寒栗，病积溲血；在左尺，为病小腹积气⑧；在右关，则病心腹时满；在左关，则病筋急积寒⑨。

【校注】

① 绵绵：连续不断貌。

② 月候：即月经。

③ 五带：中医学病证名。指妇女阴道流出的一种黏性液体。因连绵不断，其状如带，故称带下。常见有白带、黄带、青带、黑带、赤带五种，总称"五带"。

④ 血瘕：中医学病证名。为八瘕之一。指瘀血聚积所生的有形肿块。语出《素问·阴阳类论》："阴阳并绝，浮为血瘕，沉为脓胕。"

⑤ 寒痹：即寒痹。中医学病名。一名痛痹、骨痹。指寒邪偏重的痹证。《素问·痹论》："风、寒、湿三气杂至，合而为痹，其风气胜者为行痹，寒气胜者为

痛痹，湿气胜者为著痹也。"

⑥ 尅：博古斋本同此，千顷堂本作"尅"。尅，"尅"的异体字，通"克"。

⑦ 心瘅：即心痹。中医学病名。指因心虚邪乘，血脉闭阻所引起的病证。《诸病源候论·心痹候》："思虑烦多则损心，心虚故邪乘之。邪积而不去，则时害饮食。心里愊愊如满，蕴蕴而痛，是谓之心痹。"

⑧ 积气：即气积。中医学病证名。为九积之一。多因气机郁滞而成积。症见胸闷痞塞，嗳气则舒，胁腹膨胀，或痞块时隐时现，或游走不定等。

⑨ 积寒：中医学病证名。指体内寒邪滞结，又称寒积。清·沈金鳌《杂病源流犀烛·积聚癥瘕痃癖痞源流》："寒积，感伤寒冷成积，腹中疼痛，必以手重按，或将物顶住稍可，口吐清水也。"

结脉之状，大小不定，往来不拘，数至时一止。主气不流行，腹中癥癖，气块成形。或因大病后亡津液，亡血，或惊恐神散而精不收，或梦漏亡精，又多虑而心气耗也。若无是因，则其人寿不过一二年。

代脉之状，其来如断绝而相待，其息以至时搏而动①。主血气亏损，或惊忧积甚，形气不相得②也。

【校注】

① "代脉之状"三句：谓代脉一动之后"如断绝而相待"，要等一息后才"搏而动"。按，正常人一息脉四至，此言歇止时间近一息。多见于危急之症。

② 相得：相契，相处融合。

滑脉之状，指下如水之流，或如转珠而滞碍。《太素脉诀》云：不缓、不洪、不实，如珠之形。主呕吐，主饮。滑而弦细者为支饮①，咳逆倚息，面浮肿。滑而紧，停寒积饮吞酸，肠间漉漉②有声。滑而弦，留饮在胃，头痛而眩。滑而数，为中暍③，甚则为痓④，手足瘛疭⑤搐搦也。滑而缓，热中，消谷引食。滑而细沈，为消渴⑥；带微为消中⑦，不渴，小便数。滑实为气盛上热。滑大而数，为心气热越⑧，多汗。滑而微小为无力⑨盗汗。在尺滑为狐风疝⑩，在右手寸口为肺风疝⑪，在右关则为脾风疝⑫，在左关则为肝风疝⑬。

【校注】

① 支饮：中医学病名。为四饮之一。症见水饮留滞胸膈，以致呼吸困难，不能平卧。《医宗金鉴·杂病心法要诀·痰饮咳嗽》："支饮者，饮后水停于胸，欬逆碍息短气不得卧，其形如水肿状，即今之停饮喘满不得卧之病也。"

② 漉漉：象声词。

③ 中暍（yē 椰）：中医学病名。即中暑。

④ 瘈（zhì 治）：痉挛。博古斋本、千顷堂本同此。南宋戴侗《六书故》曰："医书云瘈，亦作痓。考之《说文》，合之以声，瘈乃痉之讹，当定为痉。"

⑤ 瘛疭（chìzòng 赤纵）：即瘛疭。中医学病证名。症见手足伸缩交替，抽动不已。《伤寒明理论》："瘈者筋脉急也，疭者筋脉缓也，急者则引而缩，缓者则纵而伸，或缩或伸，动而不止者，名曰瘈疭。"俗称搐搦（chùnuò 触诺）等。

⑥ 消渴：中医学病名。泛指具有多饮、多食、多尿症状的疾病。语出《素问·奇病论》。亦称痟渴。分上消、中消、下消三种。《证治汇补·消渴章》："上消者心也，多饮少食，大便如常，溺多而频；中消者脾也，善渴善饥，能食而瘦，溺赤便闭；下消者肾也，精枯髓竭，引水自救，随即溺下，稠浊如膏。"

⑦ 消中：即上注所言之"中消"。

⑧ 热越：中医证名。指里热向外发越。《伤寒论·辨阳明病脉证并治》："阳明病，发热汗出者，此为热越，不能发黄也。"

⑨ 无力：博古斋本、千顷堂本皆作"多"。

⑩ 狐风疝：中医学病名。指发于阴囊时大时小之疝气，因其出入上下无常似狐，故名。由厥阴肝脉积气攻窜所致。又名狐疝风、狐疝、阴狐疝、小肠气痛等。疝，中医多指内脏凸出或因寒袭而致引痛之类的病。其中由足厥阴肝经

逆气所致疝症称风疝或气疝。

⑪ 肺风疝：中医学病名。 指因风热邪而引起的肺疝证。《素问·四时刺逆从论》："少阴有余病皮痹隐轸；不足病肺痹，滑者病肺风疝。"

⑫ 脾风疝：中医学病名。《素问·四时刺逆从论》："太阴有余，病肉痹、寒中；不足，病脾痹，滑则病脾风疝。"《医经原旨·疾病·痹疝》注曰："太阴脉滑，则土邪有余。 脾风疝者，即癞肿重坠之属，脾在湿也。"

⑬ 肝风疝：中医学病名。《素问·四时刺逆从论》："少阳有余，病筋痹、胁满；不足病肝痹，滑则病肝风疝。"《医经原旨·疾病·痹疝》注曰："滑实则风热合邪而为肝风疝，病在筋也。"

　　紧脉之状，如按绳激①指，三部通度②，与弦相似而有力，举按皆有余③，主中寒腹痛切急。在寸口，则中寒口噤④，头痛恶寒，欲得覆被火炙。在关上，则胃冷吞酸，中脘⑤脐腹痛，下利筋寒⑥，或转筋霍乱⑦，咳呕胆汁。紧数为冷热痢⑧，下脓血，或身热，饮食如故，有痛⑨处则结痈疽⑩。在尺为寒疝⑪痛。

【校注】

① 激：博古斋本、千顷堂本皆作"缴"。 缴，缠扭义。

② 三部通度：意谓寸关尺三部皆然。 通，皆。 度，度越、过。

③ "紧脉之状"五句：清·王邦傅纂注《脉诀乳海·紧脉指法主病》曰："紧者，阳木也。 何为阳木？ 以其脉带弦长也。 指下寻之，三关通度，脉道长矣。按之有余，邪气有余也。 举指甚数，热邪在阳分也，状若洪弦者。 洪为阳明，弦为少阳，洪弦相合，此名为紧。"

④ 口噤：中医学病证名。 指牙关紧急，口不能张的症状。 多因内有积热，外中风邪，痰凝气滞，瘀阻经络所致。

⑤ 中脘（wǎn 晚）：此指胃的中部。

⑥ 筋寒：中医学病证名。 此指肌肉受寒，抽缩不已。

⑦ 转筋霍乱：即霍乱转筋。 中医学病名。 指因霍乱吐利而筋脉挛急者。 多由大

吐大泻、津液暴失、耗伤气血、筋脉失养，或复感风寒所致。

⑧ 冷热痢：中医学病名。指一种寒热夹杂的痢疾。《诸病源候论·痢病诸候》："夫冷热痢者，由肠胃虚弱，宿有寒，而为寒热所伤，冷热相乘，其痢乍黄乍白是也。"

⑨ 痛：博古斋本、千顷堂本皆作"病"。

⑩ 痈疽：中医学病名。为恶疮之统称。其中大而浅者为痈，属阳证；深者为疽，属阴证。

⑪ 寒疝：中医学病名。一种急性腹痛的病证。多由脾胃虚寒或产后血虚，复感风寒外邪，结聚于腹中所致。

促脉之状，自尺上寸口促急，有来无去。《太素脉诀》作有来时止复来。此荣卫无度数^①，阴气促阳也。又肾气离经，升而不降，又为无阴而阳无以系也。若时气促数，上出寸口，此阳并于血，病赤斑^②，十死一生。若脉见断绝，为黑斑^③，独阳攻藏，气绝，死不治。

【校注】

① 荣卫无度数：指营卫之气运行不正常。据《脉经·辨尺寸阴阳荣卫度数》："营卫之气白天行于阳分二十五周次，夜间行于阴分也是二十五周次。"此即荣卫之"度数"。荣，通"营"。

② 赤斑：中医学病证名。指发斑见红赤色者。其中赤红者为轻，紫赤者为重。

③ 黑斑：中医学病证名。多指外感热病发斑色黑之症。

动脉之状，鼓动而暴于指下不常。气血相乘^①，搏击而动也。或鼓于阳，则一阳为钩，如夏脉之盛；或鼓于阴，一阴为毛，如秋气之急切劲烈。鼓阳胜而急曰弦，阴缓而阳急也。鼓阳至而绝曰石，阳辟而阴孤也。阴阳相过曰溜，气相鼓作而动也^②。

【校注】

① 相乘：五行学说术语。 指相克太过，超过正常制约程度，属病理变化范畴。乘，即乘虚侵袭之意。

② "或鼓于阳"至段尾：这段文义出自《素问·阴阳别论》"鼓一阳曰钩，鼓一阴曰毛，鼓阳胜急曰弦，鼓阳至而绝曰石，阴阳相过曰溜"数句。 明·马莳《黄帝内经素问注证发微》注此数句甚详。 他说："此举五脏之脉体言之也。 一阳者，微阳也，指下鼓动一阳，而脉即来盛去衰者曰钩，乃微钩也，心之脉也；一阴者，微阴也，指下鼓动一阴，而脉来轻虚以浮者曰毛，乃微毛也，肺之脉也。 鼓动阳脉，而其势胜急不至于太急者曰弦，乃微弦也，肝之脉也；鼓动阳脉，而阳脉似绝曰石，乃微石也，肾之脉也；阴阳二脉相过，无能胜负，正平和之脉，其名曰溜，如水之缓流也，脾之脉也。 此曰阴阳以脉体言，就其浮沉大小之间以意而得之者也。" 鼓，动也。 阳辟，此指阳绝。 辟，"避"的古字。 避开。 溜，顺滑平缓之义。 过，相遇、相处。

弦脉之状，如张弓弩弦，应指有力，重按则软弱。《太素脉诀》云：状如琴弦。主春气，主肝藏，主虚，主痰，主疟，主劳。弦而微，气不足，筋缓不荣。弦急似数非数，绵绵之状，劳伤气促急，四肢煎厥①。无首尾而促疾，虚劳不足。弦弱而疾，夜多盗汗。弦短而大，荣卫劳伤，内急外缓。兼数则热，目视瞆瞆，血不足也。兼迟则寒，筋脉急挛。弦涩因失血，女子则月闭血瘕。弦紧为虚寒里急，寒疝少腹痛，面青下利。弦迟而涩，出入无首尾，为寒闭血少，筋干急②，《太素脉诀》作弦而急。或偏枯③血脉痹④，得之风冷湿也。《十便良方》云：沈而微，五藏气弱⑤，骨痿不能起。

【校注】

① 煎厥：中医学病证名。 为厥证之一种，指内热消烁阴液而出现昏厥的病证。多因平素阴精亏损，阳气亢盛，复感暑热病邪煎迫而致。

② 筋干急：意谓筋膜失去滋养而不润，则易挛急、筋痿。《素问·痿论》："肝气

热，则胆泄口苦，筋膜干。筋膜干，则筋急而挛，发为筋瘘。"

③ 偏枯：即偏瘫，半身不遂。

④ 血脉痹：即血痹（痹）、脉痹（痹）。均为中医学病证名。其中血痹指因气血
　　虚弱，风邪乘虚侵入血分致使血气闭阻不通的一种痹证；脉痹指因心气虚衰而
　　受邪，致使血液凝涩、脉道闭阻的一种痹证。

⑤ 弱：博古斋本、千顷堂本皆作"衰"。

短脉之状，往来极短，不待息尽而回，或无首尾，但见①于指面，亦不待气来而至。其人短气息急②，或不能长息，又为大下脱气③，又主久病。

【校注】

① 见："现"的古字。

② 急：博古斋本、千顷堂本无"急"字。

③ 脱气：中医学病证名。指虚劳病出现阳气虚衰之象。

长脉之状，往来指下，息随而尽，其有余，如操带物之长①。《太素脉诀》云：长脉之状，来往②至长。禀赋气强，胜血而气拥③，其人寿。若加大而数，为病阳盛内热，当利三焦。

【校注】

① 如操带物之长：此状长脉之形，如摩持带状长物一般。明·李中梓《诊家正
　　眼·长脉》："长脉，惟其状如长竿，则直上直下，首尾相应，非若他脉之上下
　　参差，首尾不匀者也。"带物，带状物。

② 来往：博古斋本、千顷堂本皆作"往来"。

③ 胜血而气拥：指血气充盛。胜，充盛。拥，环聚。

卷

二

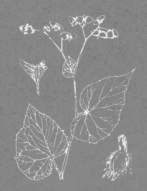

寒 证

论曰：若其人洒淅①恶寒，但欲厚衣近光，隐隐头重时痛，鼻窒②塞，浊涕如脓，咳嗽，动辄汗出或无汗，甚则战栗，此由寒中③于外，或因④饮冷伤肺胃，内外合邪，留而不去，谓之感寒。寒从外至者，两手寸口脉俱紧，或但见于右寸；寒从内起者，其脉迟小。无汗者，小青龙汤主之；有⑤汗者，温肺汤主之。

◉ 小青龙汤

五味子　细辛（去苗）　干姜　半夏（汤洗七遍）　甘草（炙，各一两）

右⑥为散。每服五钱，水二大盏，姜三片，枣一个，擘⑦破，同煎至八分，去滓温服。

◉ 温肺汤 方缺

【校注】

① 洒淅：寒战貌。

② 窒：阻塞不通。

③ 中（zhòng　重）：侵袭。

④ 因：博古斋本、千顷堂本皆作"由"。

⑤ 有：博古斋本、千顷堂本皆作"小"。

⑥ 右：古书竖排，读时由右向左。云右，犹今言"以上"。下同。

⑦ 掰：此处音义同"掰"。

若阴寒积冷，心腹大痛，呕逆恶心，手足厥冷，心胸不快，腰背疼痛，良姜汤主之。

◉ 良姜汤

高良姜（一两，剉①碎，炒）　官桂（一两，去皮）　当归（去芦，一两，剉炒）　干姜（一块，炮）　人参（一两，去芦）　吴茱萸（七钱半，炒）　白茯苓（一两）　附子（半两，炮）

右为散。每服二大钱，水一盏半，入生姜五片，煎至七分，去滓，空心服。

【校注】

① 剉："锉"的异体字。下同。

若但寒头重，动眩晕，肌肉痛，牵急不得转侧，漐漐①汗出，恶寒，小便难，大便反快，短气，足寒，或时咽痛，微热，此由寒湿客搏②经脉，不得发泄，其脉迟缓而小弦，附子汤主之，除湿汤亦主之。

◉ 附子汤

附子（一个，炮，去皮脐）　白术（二两③，炒）　茯苓　白芍（各三两）　人参（二两）

右为散。每服二大钱，水一盏半，入生姜三片，煎至七分，去滓，空心服。

◉ **除湿汤**方缺

【校注】

① 漐（zhí 直）漐：汗浸出貌。 此处则为汗出极微义。《广韵·缉韵》："漐，汗出貌。"一读 zhé。

② 客搏：侵袭攻伐。 客，此指邪气由外而内侵入。

③ 二两：博古斋本、千顷堂本皆作"一两"。

热 证

论曰：阴不足则阳偏，阳偏则发热。若热从背起，自手足渐渐周身，口舌干燥，欲饮食而不能，此由阴气亏少，少水不能制盛火。诸阳起于四末，循行于背，阴不能敛①阳，阳气独行，所以发热，或昼发而夜宁，或夜发而至旦即清②。其脉虚疾而小，芍药黄耆③汤主之。

◉ **芍药黄耆汤**

芍药(三钱) 黄耆 甘草(炙) 青蒿(阴干，各一两)

右为散。每服五分④，水二盏⑤，煎至一盏，去滓，食后温服。

【校注】

① 敛：博古斋本、千顷堂本皆作"歛"。 歛是"敛（斂）"的异体字。

② 清：博古斋本、千顷堂本皆作"消"。

③ 黄耆（qí 齐）：明·李时珍《本草纲目·草一·黄耆》："黄耆色黄，为补药之长，故名。今俗通作黄芪。"

④ 五分：博古斋本、千顷堂本皆作"五钱"。

⑤ 二盏：博古斋本、千顷堂本皆作"二大盏"。

　　若热从腹起，上循胸腋，绕颈额，初微而渐至大热，发无时，遇饥则剧，中脘不利，善食而瘦，其色苍黄，肌肉不泽，口唇干燥，由脾气素弱，会①因他病，悞②服热药，入于脾，脾热则消谷引饮③，善消肌肉，其脉濡弱④而疾，参橘丸主之。若嗽⑤者，用加减法，及灸⑥脾腧百壮⑦。

◉ 参橘丸

　　　　橘皮（三两，洗）　麦门冬（去心）　人参（去芦，各一两）

　　　　右为末，炼蜜为丸，如梧桐子大。食前米饮下三十丸。若嗽，加五味子一两。

【校注】

① 会：碰巧。

② 悞："误"的异体字。

③ 引饮：举杯而饮。

④ 濡弱：迟滞柔弱。濡，迟滞。

⑤ 嗽：中医学病证名。有痰无声或有微声为嗽，有声无痰则曰咳。

⑥ 灸：千顷堂本同此，博古斋本误作"炙"。

⑦ 壮：艾灸时灸完一炷为一壮。

　　若热从腹中或从背起，渐渐蒸热，日间剧，夜渐退，或寐而汗出，小便或赤或白而浊，甚则频数尿精，夜梦鬼交，日渐羸瘦，由思虑太过，心气耗弱，阳气流散，精神不藏，阴无所使，治属虚劳，大建中汤主之。

◉ 大建中汤

芍药（六两） 黄耆 远志（去心） 当归（洗） 泽泻（各二两①） 龙骨 人参 甘草（炙，各二两）

右为散。每服五钱，水二盏，枣二个，擘破，姜五片，同煎至一盏，去滓，食后温服。腹中急，加饧②如枣大。

【校注】

① 二两：博古斋本、千顷堂本皆作"三两"。

② 饧（xíng 形）：糖块。

若自腰以上发热，热及则汗出，出已而凉，移时①如故，复加昏冒②，腹中膨脖③，其气上攻，时时咳嗽，嗽引胁下牵痛，睡则惊悸，其脉弦急，疾由外寒客搏，内冷相合，寒则气收，而水液聚内化成饮。医以热药攻寒，寒闭于内，热增于上，阳气不下行，故散越于上，发而为热，散而为汗。汗多亡阳，心气内虚，故令惊惕④。治属饮家⑤，旋⑥覆花丸主之。

◉ 旋覆花丸

旋覆花 桂心 枳实（麸炒） 人参（各五分） 干姜 芍药 白术（各六分） 茯⑦苓 狼毒 乌头（炮，去皮） 矾石（火煅一伏时⑧，各八分） 甘遂（三分，炒） 细辛（去苗） 大黄（湿纸裹煨） 黄芩 葶苈（炒） 厚朴⑨（去皮，姜汁炒） 吴茱萸（炒） 芫花（炒） 橘皮（洗，各四两）

右为细末，炼蜜和⑩丸，如梧桐子大。米饮下三丸，未效，加至七丸。小儿黄米大二丸。

【校注】

① 移时：经历一段时间。

② 冒：博古斋本、千顷堂本皆作"晕"。

③ 膨脝：胀大貌。

④ 惕：戒惧；恐惧。

⑤ 饮家：中医指素患水饮者。《金匮要略·痰饮咳嗽病脉证治》："先渴后呕，为水停心下，此属饮家。"

⑥ 旋：博古斋本、千顷堂本于此字前皆有"以"字。

⑦ 茯：千顷堂本同此，博古斋本则作"伏"。 茯苓，《唐本草》中作"伏苓"，伏，通"茯"。

⑧ 一伏时：即"一复时"。 指地支相重之时。 按，古人以十二地支计时，每一支为二小时。 一复时即一昼夜，即今二十四小时。

⑨ "厚朴"至方末：博古斋本、千顷堂本作"芫花（炒） 橘皮（洗） 吴茱萸（炒） 厚朴（去皮，姜汁炙，各四两）"，余皆同。

⑩ 和：博古斋本、千顷堂本皆作"为"。

若热起骨间，烦疼，手足时冷，早起体凉，日晚即热，背脊①牵急，或骨节起凸，足胫酸弱，由阴不足，而阳陷阴中，热留骨体②，髓得热则稀，髓稀则骨中空虚，阴虚水少脂枯，故蒸起，其脉沈细而疾③。治属骨蒸④，补髓丸主之。

● **补髓丸**

生⑤地黄（日⑥干，三两） 干漆（半两，碎，炒令烟尽）

右为末，炼蜜为丸，如梧桐子大。饮下三十丸，空心临卧服。

【校注】

① 膂：脊梁骨。

② 体：博古斋本、千顷堂本皆作"髓"。

③ 疾：快。

④ 骨蒸：中医学病证名。 指发热似自骨髓间蒸蒸而出的一种病证。 属五蒸之一。

⑤ 生：博古斋本、千顷堂本于此字后皆有"干"字。

⑥ 日：晒。 名词活用作动词。

　　若自胸以上至头发热，口鼻气色时如烟熏，目涩咽燥，唾如凝脂，时咳，毛竦，大便不利，小便赤，由肺不调，邪热熏上焦，其脉疾大，先服桔梗汤。热不退者，五味子汤主之。

● 桔梗汤

　　　　桔梗（一两）　人参　麦门冬（去心）　甘草（炙，各五钱①）
小麦（一合②）

　　　　右咬咀③。水三升，煎至一升，去滓，分三服。

● 五味子汤

　　　　《指南方》治发热甚④不退。

　　　　柴胡（去苗，洗，四两）　半夏（汤洗七遍，一两一分）　黄芩
五味子　赤茯苓（分两原缺）

　　　　右为散。每服五钱，水二盏，姜五片，枣二个，擘破，同煎至
一盏，去滓温服。

【校注】

① 五钱：博古斋本、千顷堂本皆作"半两"。

② 合（gě 葛）：容量单位，一升的十分之一。

③ 吆咀：本义是咀嚼。古代把生药捣碎或切碎，使其像嚼碎一样，亦称为吆咀。

④ 甚：博古斋本无此字。

若但热不歇，日晡①尤甚，口中勃勃②气出，耳无所闻，昼多昏③睡，睡即浪言④，喜冷，小便赤涩，大便通⑤，由三阳气盛，蕴于经络，内属府藏，或因他病而致疾，其脉短疾而数，柴胡芒硝汤主之。

◉ 柴胡芒硝汤

柴胡（四两，洗，去苗）　黄芩　甘草（炙）　赤茯苓（各一两半）　半夏（汤洗⑥七遍，一两一分）

右为散。每服五钱，水二盏，生姜五片，枣二个，擘破，同煎至一盏，去滓，入芒硝一钱，搅和温服，以大便利为度。

【校注】

① 晡〔bū　逋〕：申时，即午后三点至五点。

② 勃勃：旺盛貌。文中指呼吸粗重。

③ 昏：博古斋本、千顷堂本皆作"昏"。昏，"昏"的异体字。下同。

④ 浪言：随意乱说。

⑤ 通：博古斋本、千顷堂本皆作"不通"，当从。

⑥ 洗：博古斋本、千顷堂本皆作"炮"，非也。

若身大热，背微恶寒，心中烦闷，时时欲呕，渴不能饮，头昏重痛，恶见日光，遇凉稍清，起居如故，由饮食失时，胃中无谷气，热蓄于胃口①，中脘热，则三阳不下降而上聚于脑。又，胃主阳明经而②恶热，其脉虚大而数，久则细小，谓之中暑。初即服好茶一杯立愈，不即治之，留而在胃，别致他病，生姜竹茹汤主之。

◉ 生姜竹茹汤

竹茹（鸡子③大）　人参（半两）　葛根（半两）　生姜（一钱，切）

右为散。水三盏，煎至④二盏，去滓，分二服，不拘时服⑤。

【校注】

① 口：博古斋本、千顷堂本皆作"中"。

② 而：博古斋本、千顷堂本皆作"为"。

③ 鸡子：即鸡蛋。

④ 至：博古斋本、千顷堂本皆无此字。

⑤ 服：博古斋本、千顷堂本皆无此字。

若间日①发热，发必数欠②，头痛拘倦，由肺素有热，气盛于身，厥逆③上冲，中气实而不外泄，其气内藏于心，外舍④于分肉⑤之间，令人消烁⑥脱肉，其脉弦大而数，谓之瘅疟⑦，柴胡栝楼汤主之。

◉ 柴胡栝楼汤

柴胡（去苗，洗，八钱）　芍药　人参　甘草（炙，各三钱）
半夏（汤洗七遍，二钱半）　栝楼⑧（二钱）

右㕮咀。水二升，生姜十片，枣二个，擘破，同煎至一升，分三服，去滓服。大热者去芍药、栝楼，用黄耆⑨三钱，即名小柴胡汤。

【校注】

① 间日：隔一天。

② 欠：博古斋本、千顷堂本皆作"次"，当从。

③ 厥逆：中医学病证名。 指由阳气内衰、阴寒独盛所致的四肢逆冷的病证。

④ 舍：留驻。

⑤ 分肉：指肌肉。 古人称肌肉外层为白肉，内层为赤肉，赤白相分，或谓肌肉间界限分明，故名。

⑥ 消烁：消瘦。 烁，通"铄"，本义是熔化金属，文中指身体瘦损。

⑦ 瘅疟：中医学病名。 指只发高热而不打寒战的一种疟疾。

⑧ "芍药"之后至"栝楼"之前：博古斋本、千顷堂本作"人参（各二钱） 半夏（汤洗七遍，二钱半） 甘草（炙，二钱）"，文字略有不同。

⑨ 黄耆：博古斋本、千顷堂本皆作"黄芩"，当从。《伤寒论》《石室秘录》等书此方俱作"黄芩"是证。

若身热汗出，烦满①，不为汗解，由太阳之经先受风邪，与热相搏，肾气厥则烦满，谓之风厥②，泽泻汤主之。

◉ **泽泻汤**

　　泽泻（半两）　白术　防风（各二两）　石膏（研）　赤茯苓（各一两）

　　右为散。每服五钱，水二盏，煎至一盏，去滓温服。

【校注】

① 烦满：中医谓内热郁结之症。 亦作"烦懑"。

② 风厥：中医学病名。 指肝气化风所致的一种厥证。《素问·阴阳别论》："二阳一阴发病，主惊骇背痛，善噫善欠，名曰风厥。"

若四肢发热，逢风如炙如火，由阴不胜阳，阳盛则热，起于四末①，少水不能灭盛火，而阳独治于外，兔丝②丸主之。

◉ **兔丝子丸**

　　兔丝子（先于臼内杵百下，筛去杂物末）　五味子（各一两）

生干地黄(三两③,焙④)

右为末,炼蜜和丸,如梧桐子大。饮下三十粒,食前服⑤。

【校注】

① 末:博古斋本、千顷堂本皆作"支"。

② 兔丝:之下列方皆云"兔丝子",则据文例,此处"子"字疑脱。博古斋本、
千顷堂本于此二字前尚有"以"字,且"兔丝"并作"兔丝子"。

③ 三两:博古斋本、千顷堂本皆作"一两"。

④ 焙(bèi 贝):用微火烘烤。

⑤ 食前服:博古斋本、千顷堂本皆作"食前温服"。

若发热,耳暴聋,颊肿胁痛,脐不可以运,由少阳之气厥,而热
留其经,宜小柴胡汤。若口干溺①赤,腹满心痛,由热留于手少阴
之经,其气厥也,赤茯苓汤主之。

◉ 赤茯苓汤

赤茯苓(四两) 甘草(生,一两) 木香(半两)

右为散。每服五钱,水二盏,煎至一盏,去滓温服。

【校注】

① 溺:"尿"的古字。

风 食

论曰:若其人翕翕①如热,淅淅②如寒,无有时度,支节③如

解，手足酸痛，头目昏④晕，此由荣卫虚弱，外为风邪所⑤乘，搏于阳则发热，搏于阴则发寒，久不治成劳气⑥，荆芥散主之。

◉ 荆芥散

荆芥穗　人参　白术　当归（切细，焙）　黄耆　芍药　桂（去皮，各一两）　柴胡（去苗，二两）　甘草（炙，半两）

右为末。每服五钱，水二盏，煎至一盏，去滓温服。

【校注】

① 翕（xī 西）翕：轻附浅合之貌，形容发热之轻微。

② 淅（xī 西）淅：猝然凛冽之貌，形容怕风身寒的样子。

③ 支节：指四肢骨节。支，"肢"的古字。

④ 昏：博古斋本、千顷堂本皆作"昏"。

⑤ 所：博古斋本、千顷堂本皆作"相"。

⑥ 劳气：即气劳。中医学病证名。指虚劳病中虚气滞者。症见胸膈噎塞，呕逆，脘腹胀气，饮食不下，大便时泄，面色萎黄，四肢无力，日渐消瘦等。

若忽然牙关紧急，手足瘛疭，目直视，此风客血经，谓之风痉，脉紧大者不可治，独活汤主之。

◉ 独活汤

独活（半两，剉）　荆芥穗（一两）

右以水三盏，煎荆芥汁至一大盏，再入独活煎一半，去滓温服。凡用独活，须①紫色有成臼②子者。盖羌活极大而老者，是寻常所用。白色者，乃老宿前胡也，慎不可用。

又方

煎荆芥浓汁于盆中，坐病人于上熏蒸，然后③淋洗之。

【校注】

① 须：博古斋本、千顷堂本皆无此字。

② 曰：博古斋本同此，千顷堂本作"白"。

③ 后：博古斋本、千顷堂本此字误作"然"。

若寒热如疟①，不以时度②，肠满膨脝③，起则头晕，大便不通，或时腹痛，胸膈痞闷④，此由宿谷⑤停留不化，结于肠间，气道不舒，阴阳交乱，备急丸主之。

● 备急丸

大黄（湿纸裹煨）　巴豆（去皮心及油）　干姜（去皮，等分）

右为细末，炼蜜和⑥丸，如豌豆大。每服一丸，米饮下。羸⑦人服一丸，如绿豆大。以便快利为度。

【校注】

① 疟：中医学病名。一种以间歇性寒战、高热、出汗为特征的传染病。

② 不以时度（duó 夺）：意谓病情发作不像疟疾那样可以按时间计算，呈周期性。度，测量，计算。

③ 膨脝（hēng 哼）：即䐜胀。中医学病证名。谓腹部胀大如鼓之症。亦作"膨亨"。

④ 痞闷：此指胸部堵塞不舒、痞硬胀闷的感觉。

⑤ 宿谷：即宿食。

⑥ 和：博古斋本、千顷堂本皆作"为"。

⑦ 羸（léi 雷）：瘦弱。

风　湿

论曰:若身体疼,心烦口燥,欲得水而不能饮,额上微汗,背强①,欲得覆被向火,其脉浮虚,或日晡发热,或身重汗出,而脉但浮,或掣痛②不得屈伸,近之则痛极短气,或身微肿或发热面黄而喘,鼻塞而烦,脉大自能饮食,此由汗出当风,或因冒③湿冷,复遇风邪之气闭固腠理④,病名风湿,麻黄加术汤主之。日晡发热者,薏苡仁汤主之。掣痛不得屈伸者,甘草附子汤主之。鼻窒塞气不通者,瓜蒂散主之。恶风身体重者,防己汤主之。

◉ 麻黄加术汤

麻黄(去根节,三两)　桂心(二两)　甘草(炙,一两)　白术(四两)　杏仁⑤(汤洗,去皮尖,半两)

右为散。每服五钱,水二盏,煎至一盏,去滓温服。

◉ 薏苡仁汤

麻黄(去根节,三两)　杏仁(去皮尖,半两)　甘草(炙)薏苡仁(各一两)

右为散。每服五钱,水二盏,煎至一盏,去滓温服。

◉ 甘草附子汤

甘草(炙,二两)　附子(炮,去皮脐,一两)

右为散。每服五钱,水二盏,煎至一盏,去滓温服。

◉ 瓜蒂散

瓜蒂　细辛⑥　藜芦（去苗，各等分）

右为细末。每用半匙⑦许，内鼻中，以气通为度。

◉ 防己汤

防己（四两）　黄耆（四两）　甘草（炙，二两）　苍术（去皮，三两）

右为散。每服五钱，水二盏，姜二片，枣一个，擘破，同煎至一盏，去滓温服。

【校注】

① 强（jiàng　降）：僵硬。

② 掣（chè　彻）痛：牵引性疼痛。掣，抽，拉。

③ 冒：触碰。

④ 腠（còu　凑）理：中医指皮肤的纹理和皮下肌肉之间的空隙。

⑤ 杏仁：博古斋本、千顷堂本"杏仁"在"白术"之前，炮法及用量相同。

⑥ 细辛：博古斋本、千顷堂本于"细辛"后有"去苗"二字。

⑦ 匙：博古斋本、千顷堂本皆作"字"。按，"字"为古代剂量单位，盖以铜板撮散末，以覆盖一字者为度，故云。

疟　疾

论曰：寒热之病，或寒已而热，或热已而寒，或寒热战栗，头痛如破，身体拘急，数欠①渴欲饮冷，或卒②时而发，或间日③而作，至期便发，发已即如常，此谓之疟。疟脉自弦，弦数多热，弦迟多寒。此皆得之于冬中风寒之气，藏于骨髓之中，至春阳气大发，邪气不能自出，因遇大暑，而后与邪气相合而发，常山汤主之。

◉ 常山汤

常山　知母　甘草（炙，各三两）　麻黄（去节，一两）

右为散。每服五钱，水二盏，煎至一盏，去滓温服。以糜粥一杯，助取汗为度。

【校注】

① 数欠：指频繁地打呵欠。又名善欠。

② 卒：博古斋本、千顷堂本皆作"晬（zuì）"。按，晬时：一周时，一整天。北魏·贾思勰《齐民要术·煮胶》："经宿晬时，勿令绝火。"石声汉《齐民要术今释》注曰："周时曰晬。"晬，一昼夜。

③ 间日：隔日。

热多者宜解之，栝蒌汤主之。

◉ 栝蒌汤

栝蒌根（四两）　柴胡（去苗，八两）　人参　黄芩　甘草（炙，各三两）

右为末。每服二钱，水二盏，生姜三片，枣一个，擘开，煎至一盏，去滓温服。

寒多者宜温之，姜桂汤主之。

◉ 姜桂汤

干姜　牡蛎（火煅通赤）　甘草①（炙，各二两）　桂（去皮

取心,三两)　柴胡(去苗,八两)　栝蒌根(四两)　黄芩(二两,《活人书》用三两)

右为末。每服五钱,水二盏,煎至一盏,去滓温服,不拘时候。

【校注】

① "甘草"之后至方末:博古斋本、千顷堂本作"黄芩(二两,《活人书》用三两)　柴胡(去苗,八两)　栝蒌根(四两)　桂(去皮取心,三两)",药物次序略有差异。

寒热等者宜调之,鳖甲汤主之。

◉ **鳖甲汤**

鳖甲(汤浸,刮令净,醋炙)　白术　常山　桂(去皮)　柴胡(去苗,各一两)　牡蛎(半两,火煅赤)

右为散。每服五钱,水二盏,煎至一盏,去滓温服。

痹　证

论曰:若始觉肌肉不仁,久而变生他证,病名曰痹。此由风寒湿三气客于经络,舍于血脉,搏于荣卫,故令皮肤痹而不仁。有热则肌肉骨节烦疼①,有寒则冷。以春得之在筋,夏得之在脉,秋得之在皮,冬得之在骨,四季得之在肌肉。又久而不去,各传其藏,筋痹不已,舍之于肝,夜卧则惊,饮食多,小便数,上为引如怀妊②;脉痹不已,舍之于心,其脉不通,烦满,心下鼓,暴上气③;肌痹不已,舍之于脾,其状四肢懈惰,发渴,呕汁,上为大塞④;皮痹不已,舍之于肺,其状烦满而喘呕;骨痹不已,舍之于肾,其状善胀,尻以代踵⑤,脊以代头⑥。右证虽多,必先肌肉不仁。其始,治当以增损小续命汤,证状小不同者,当依本法。病久入深,鲁公酒主之。

◉ 增损小续命汤 方缺

◉ 鲁公酒

茵芋⑦ 石斛(去根)　川乌头(炮,去皮脐)　天雄(炮,去皮脐)　防已　踯躅花(各一两)　细辛(去苗)　牛膝(去苗)　甘草(炙)　柏子仁　通草　桂(去皮取心)　秦艽(去苗土)　山茱萸　黄芩　瞿麦　附子(炮,去皮脐)　茵陈蒿　杜仲(去皮)　泽泻　防风　石楠叶　远志(去心)　王不留行　生干地黄(各半两)

右吹咀,酒四斗,渍十日。每服一合,常令酒气相续。

【校注】

① 骨节烦疼:指骨节烦热疼痛之症,又名骨节疼烦。

② 上为引如怀妊:意谓痹邪上引于中导致腹部胀满,犹如怀孕一样。语出《素问·痹论篇》。

③ "脉痹不已"六句:语出《素问·痹论篇》。《黄帝内经素问集注》注此曰:"邪搏心下,鼓动而上干心脏则烦,故烦则心下鼓也。肺者心之盖,而心脉上通于肺,故逆气暴上,则喘而嗌干。"心下鼓,即心下鼓动,指心悸。暴,突然。

④ "肌痹不已"六句:语出《素问·痹论篇》"脾痹者,四支解惰,发咳呕汁,上为大塞"句。故疑文中"渴"为"咳"之声误。博古斋本、千顷堂本亦作"渴",俱误。文中"塞"字,博古斋本、千顷堂本皆作"寒"。当属形近而误。肌痹,即肌痹。中医学病名。指风寒湿、热毒等邪气侵淫肌肉所致的痹证。症

见肌肉疼痛、麻木不仁，甚至肌肉萎缩、疲软无力、手足不遂等。

⑤ 尻以代踵：语出《素问·痹论篇》。形容肾痹骨痿不能起立而以尾骨着地代行之状。尻，指脊骨的末端、尾骨。

⑥ 脊以代头：语出《素问·痹论篇》。形容伛偻者颈骨下倾，脊骨上耸过头，不能仰首之状。

⑦ "茵芋"之后至方末：博古斋本、千顷堂本作"川乌头（炮，去皮脐） 踯躅花 天雄（炮，去皮脐） 防己 石斛（去根，各一两） 细辛（去苗） 柏子仁 牛膝（去苗） 甘草（炙） 通草 桂（去皮取心） 山茱萸 秦艽（去苗土） 黄芩 茵陈蒿 瞿麦 附子（炮，去皮） 杜仲（去皮） 泽泻 王不留行 石楠叶 防风 生干地黄（各半两） 远志（去心）"，药物次序略有差异。

若胃干而渴，肌肉不仁，由居处卑湿①，以水为事②，肌肉濡渍③，痹而不仁，是谓肉痿④，罂粟汤主之。

◉ 罂粟汤

罂粟(不计多少)

右研细末，煮稀粥，入蜜饮之，大解金石毒。

【校注】

① 卑湿：地势低下潮湿。

② 以水为事：指以临水工作为职业。清·汪昂《素问灵枢类纂约注》注为"好饮酒浆"。

③ 濡渍：浸泡。

④ "胃干而渴"七句：语出《素问·痿论篇》。胃干而渴，指胃热耗津，故使胃干口渴。肉痿，痿证的一种，表现为肢体痿弱无力，且伴有感觉迟钝或消失的现象。见于运动和感觉功能同时受损的病证。

若一边足膝无力，渐渐瘦细，肌肉不泽，上牵胁肋，下连筋急，不能行步，此由大病之后，数亡津液，血少不荣，气弱不运，肝气亏损，无血以养筋，筋不荣则干急而痛，亦不能举，活血丹①主之。

◉ 活血丹

干地黄（二两）　当归（洗）　芍药　续断　白术（各一两）

右为细末，酒糊为丸，如梧桐子大。温酒下三十丸，食前服，加至五十丸。如痛甚，足痿不能行，去术，加杜仲一两，乳香、葳灵仙、木鳖子仁、草乌头、白芥子各半两。

◉ 鹿茸丸

鹿茸（去毛，切作片子，酥炙，五两）　干地黄②（二两）　牛膝（二两）　兔丝子（拣净，酒浸透，乘③润捣烂，焙，二两）　草薢④（二两）　附子（炮，去皮脐，半两）　杜仲（去粗皮，捣烂，酒拌，炒干，二两）　干漆（半两，炒烟尽为度）

右为细末，酒糊为丸，如梧桐子大。饮下三十丸，食前服。

若时觉脚弱，速灸风市、三里二穴各一二百壮。若觉热闷，慎不可灸，大忌酒面房劳。

【校注】

① 活血丹：依文例，"活血丹"后疑脱"鹿茸丸"三字。

② "干地黄"之后至"干漆"之前：博古斋本、千顷堂本作"兔丝子（拣净，酒浸透，乘润捣烂，焙，二两）　杜仲（去粗皮，捣烂，酒拌，炒干，二两）牛膝（二两）　草薢（二两）　附子（炮，去皮脐，半两）"，余皆同。

③ 乘：趁着。

④ 草薢（bì xiè　必谢）：多年生缠绕藤本植物，根、茎可制淀粉，也供药用。明·李时珍《本草纲目·草七·草薢》："草薢蔓生，叶似菝葜而大如碗，其根长硬，大者如商陆而坚。"

劳　伤

论曰：古书有五劳、六极、七伤，皆由劳伤过度，或五藏六府互相尅贼①，一藏偏损，五行逆伏，以致尽绝，皆谓之虚劳也。

若日顿②羸瘦，短气，腰背牵急③，膝胫酸痿，小便或赤或白而浊，夜梦纷纭，或梦鬼交，翕翕如热，骨肉烦疼，由房劳过度，或思虑过多，皆伤神耗精之由，得之心肾，其脉细促。大骨枯者不治，微弱者可治，脉大数甚不能食者死，大建中汤主之。

◉ **大建中汤** 见前发热门

【校注】

① 贼：伤害。

② 顿：疲乏。

③ 牵急：即拘急。参见"辨脉形及变化所主病证法"中"微脉之状"一节注⑦。

气　病

论曰：百病皆生于气，其始必由喜、怒、悲、忧、惊、恐，由是变生，形证不一。若其气起于一边，或左或右，循行上下，或在肌肉之间，如锥刀所刺，其气不得息，令人腹中满，由惊恐恚怒，或冒寒热,留而不去,为郁伏之气,因气流行,随经上下相搏痛,久久令人痞闷,其脉短涩,谓之聚气,七气汤、趁痛散主之。

◉ 七气汤

杨仁斋《直指方》云:治七情相干[①],阴阳升降,气道壅滞,攻冲作疼。

京三棱　蓬莪茂　青橘皮[②]　陈橘皮(洗)　藿香叶　桔梗　桂(取心)益智　香附子(去毛,各一两半)　甘草(炙,三分。胡氏《经效方》有沈香半两,无陈橘皮)

右为散。每服五钱,水二盏,生姜二片,枣二枚,煎至一盏,去滓[③],食前温服。

◉ 趁痛散

《可用方》云:治气搏作痛,肌肉之间如锥刀所刺,胸膈痞闷。

蓬莪茂(炮)　桂心(各一两)　槟榔　附子(炮,去皮脐)细辛(去苗,　各半两)　芫花(炒,别为末,一分[④])

右除芫花外,共为末。每服三大钱,水一盏,煎至七分,去滓,调芫花末一字,温服。

【校注】

① 干:冲犯。

② "青橘皮"之后至方末:博古斋本作"香附子(去毛)　陈橘皮(洗)　桔梗　藿香叶　桂(取心)　益智(各一两半)　甘草(炙,三钱。胡氏《经效方》有沉香半两,无陈橘皮)"。千顷堂本同此,只是"无陈橘皮"一句少"橘"字。

③ 去滓:博古斋本、千顷堂本无此二字。

④ 分:博古斋本、千顷堂本皆作"钱"。

若心下似硬,按之即无,常觉膨胀,多食则吐,气引前后,噫气不除,由思虑过多,气不以时①而行则气结②。又曰,思则心有所存,神有所归,正气留而不行,其脉涩滞,谓之结气,参橘丸主之。

● **参橘丸**

橘皮(四两,洗)　人参(一两)

右为细末,炼蜜为③丸,如梧桐子大。米饮下三十粒④,食前服。

【校注】

① 以时:按时。

② 气结:中医学病证名。指气分郁结之证。《素问·举痛论》:"思则气结。"

③ 为:博古斋本、千顷堂本皆作"和"。

④ 粒:博古斋本、千顷堂本皆作"丸"。

若咽中如核,咽之不下,吐之不出,久不治之,渐妨于食。或由思虑不常,气结不散,或因饮食之间,气道卒①阻,因而留滞。因气者,谓之气噎,其脉缓涩。因食者,谓之食噎,其脉短涩。气噎,嘉禾散主之。食噎,神曲丸主之。

● **嘉禾散** 方缺

● **神曲丸**

神曲(炒,一两)　橘皮(洗,二两)

右为细末,炼蜜和丸②,如鸡豆③大。每服一粒,含化咽津。

【校注】

① 卒:通"猝"。突然。

② 和丸：博古斋本、千顷堂本皆作"和为丸"。

③ 鸡豆：即鹰嘴豆，又称回鹘豆、桃豆等。

若痛而游走，上下无常处，脉亦聚散，或促或涩，谓之游气，茂香散主之。不止者，延胡散主之。

● 茂香散

蓬莪茂(炮，一两)　人参(一分)　木香(一钱)
右为细末。醋汤调方寸匕①。

● 延胡散

延胡索(炒)　当归(洗，等分)
右为细末。醋汤调方寸匕。

【校注】

① 方寸匕：中医学术语。古代一种量取药末的器具。其形状如刀匕，大小为古代一寸正方，故名。其容量相当于十粒梧桐子大。《千金要方》卷一："方寸匕者，作匕正方一寸抄散，取不落为度。"一方寸匕约合今 2.74 毫升，盛金石药末约为 2 克，草木药末为 1 克左右。

若自咽嗌以下至脐，左右气各不相通，气上奔急攻，右臂痛如斧槌，肌肉日消，浆粥不下，心中懊闷，由肺经本受寒邪，留于右边，以肺在①右，或因以大热药攻寒，寒本在于经而不能散发，于是火气但逼于肺，肺燥则气上迫②。但解药毒，然后理肺，先宜炙肝散，后宜理气汤。

● 炙肝散

牡丹皮　柴胡　芍药(各一两)　白术(二两)

右为细末。用猪肝三指许，薄批，糁药末二钱，慢火炙熟，细嚼，米饮下，食前服。

● **理气汤** （疑即前七气汤）

● **柏子仁丸**

史载之《指南方》多楮实子③一两。治臂痛不能屈伸，筋脉挛拘。

柏子仁（炒，研）　干地黄（各二两）　茯苓　枳实④（麸炒，去瓤）　覆盆子　五味子　附子（炮，去皮脐）　石斛（去苗）酸枣仁　鹿茸（去毛，截作片子，酥炙）　桂（取心）　沈香　黄耆（各一两）

右为细末，炼蜜和丸，如梧桐子大。酒下三十丸，空心服。

【校注】

① 在：博古斋本、千顷堂本皆作"左"。误矣。

② 迫：攻。

③ 子：博古斋本、千顷堂本皆无此字。

④ "枳实"之后至"黄耆"之前：博古斋本、千顷堂本作"桂（取心）　五味子　附子（炮去皮脐）　石斛（去苗）　鹿茸（去毛，截作片子，酥炙）　酸枣仁　覆盆子　沈香"，余皆同。

若腹胁有块，大小成形，按之不动，推之不移，久久令人寒热如疟，咳嗽，面目浮肿，动辄微喘，日就①羸瘦。由暴怒或惊恐，气上而不下，动伤于肝，气结聚成形，始得之在肝，其脉牢大而结，不传可治，沈香煎主之。

● **沈香煎**

石斛（五两）　椒（去目，炒出汗）　附子（炮，去皮脐）　秦

芄(去土)　柴胡②(去苗)　鳖甲(煮,刮去筋膜,炙)　沈香　木香　槟榔　黄耆(各二两)

　　右为末,先用枸杞根新者十斤,净洗槌碎,好酒二斞③,煮至七升,取出枸杞,别用好酒三升,拍洗令净,漉去滓,滤过,并于前煎酒内,更入熟蜜四两,再熬成膏,和药末,丸如梧桐子大。饮下二十丸,食前服。

【校注】

① 就:近。

② 柴胡:博古斋本、千顷堂本"柴胡"排在"鳖甲"之后。

③ 斞:博古斋本、千顷堂本皆作"斗"。斞,"斗"的异体字。

血　证

　　论曰:诸阳统气,诸阴主血。阴盛则阳亏而阳病,阳盛则阴亏而阴病。阳气侵阴,血失常道,故或吐或衄,或从口,或从鼻。若暴出而色鲜,心烦燥闷,时欲引饮,出至三,阳入于阴也。血得热则流散,譬如天地之经水①,天暑地热,则经水沸溢而陇②起,故有内衄③、肺疽④,其证大同而小异。其脉洪数者为逆,微小者为顺。宜栀子蘗皮汤、煎金汤。大热者宜地黄煎。

【校注】

① 经水:此指河流。《素问·离合真邪论》曰:"天有宿度,地有经水,人有经脉。天地温和,则经水安静;天寒地冻,则经水凝泣;天暑地热,则经水沸溢;卒风暴起,则经水波涌而陇起。"

② 陇：博古斋本、千顷堂本皆作"垅"。 垅，"垄"的异体字。

③ 内衄：中医学病证名。 凡血从口出之证即称内衄，如吐血、呕血、咳血、咯血、唾血等。

④ 肺疽：中医学病证名。 指饮酒过度伤胃吐血之证。

若吐血时，先闻腥臊臭①，出清液，胸胁支满②，妨于食，目眩，时时前后血，此由素经③大夺血，或醉入房中，气竭伤肝，女子则月事衰少不来，病名血枯，栀子蘗皮汤主之。

◉ 栀子蘗皮汤

黄蘗④栀子(各一两) 甘草(半两)

右为散。 每服五钱，水二盏，煎至一盏，去滓温服。

◉ 煎金汤

金花并茎叶阴干，不拘多少。

右浓煮汁，顿服立定。

◉ 地黄煎

生地黄汁(半斤) 大黄(末，一两)

右将地黄汁熬耗一半，内⑤大黄末同熬，候可，丸如梧桐子大。 熟水下五粒，未知⑥，加至十粒。

【校注】

① 臭：博古斋本、千顷堂本皆作"鼻"。 误矣。

② 胸胁支满：中医学病证名。 指胸及胁肋部撑胀满闷。

③ 素经：犹言"素常"。 素，平素。 经，常也。

④ 黄蘗 (bò 波去声)：一种落叶乔木。 材质坚硬，味苦性寒，茎可作黄色染料，树皮可入药，有清热燥湿、泻火除蒸、解毒疗疮的功效。 也作"黄檗"，俗称

"黄柏"。

⑤ 内："纳"的古字。

⑥ 知：博古斋本、千顷堂本皆作"效"。

若吐血，服汤后转加闷乱烦躁，纷纷欲呕，颠倒不安，由胸上有留血，其脉沉伏，急须吐之，人参散主之。

◉ 人参散

人参芦

右为末。水调下一二钱。

若血随呕出，胸中痞闷，呕毕则目睛痛而气急①，由怒气伤肝②，且血随气行，因怒而气并于血，故血随呕出，竹皮汤主之。

◉ 竹皮汤

青竹皮　甘草（炙）　芎䓖③　黄芩　当归（洗，各六分）
芍药　白术　人参　桂心（各一两）

右为散。每服五钱，水二盏，煎至一盏，去滓温服。

【校注】

① 急：博古斋本、千顷堂本皆作"怒"。

② 肝：博古斋本、千顷堂本皆作"肝胆"二字，且"肝胆"二字后无"且血随气行，因怒而气并于血，故……"数语。

③ 芎䓖（xiōngqióng 兄琼）：中药名。即川芎。多年生草本，叶似芹，秋开白花，有香气。根茎入药。性味辛、苦、温。功效活血、行气、止痛。主治气血凝滞的头痛眩晕、风寒湿痹、跌打损伤、痈疽疮疡、月经不调等。

若先吐血，血止后嗽，嗽中血出如线，痛引胁下，日渐羸瘦，由悲忧伤肺。肺主诸气,血常随之,气伤则血无以运,故横流而暴出,后随病而上下也。其脉缓小者可治,细数加急者不可治,黄耆汤主之。

◉ **黄耆汤**

　　　黄耆(蜜炙,一两)　白术(炒,二两)　人参　甘草(炙,各一两)　白芍(一两)　陈皮(半两)　藿香(半两)

　　　右为散。每服四钱,水一盏半,煎至七分,去滓温服。

若衄血吐血,发作无时,肌肉减少,由气虚弱,或从高堕下,劳伤所致,其脉虚弱,当补阴平阳,阿胶散主之。

◉ **阿胶散**

　　　阿胶(蛤粉拌炒,一两半)　杏仁(炮,去皮尖,七钱)　甘草①(炙)　马兜铃(焙)　牛蒡子(炒,各一两)　糯米(一两)

　　　右为细末。熟水调下一二钱。

【校注】

① 甘草:博古斋本、千顷堂本"甘草"在"牛蒡子"之后,炮法则同。

若吐血,腹中绞痛,汗自出,胸中闷,由饮食伤胃,胃气不转,气上冲胸,所食之物与气迫促①,因胃裂,白术汤主之。

◉ **白术汤** 方缺

【校注】

① 促:博古斋本、千顷堂本皆作"蹙"。按,"促"与"蹙"皆有"迫"义。

卷
三

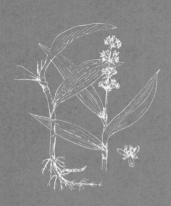

诸　积

论曰：若腹中成形作块，按之不移，推之不动，动辄微喘，令人寒热，腹中时痛，渐渐羸瘦，久不治之，多变成水虚劳，亦由忧思惊恐寒热得之。阴阳痞滞，气结成形，其脉结涩谓之积气，万安丸主之。

● 万安丸

大戟（炒）　甘遂（炒）　牵牛①（炒）　五灵脂　吴茱萸（炒）延胡索（炒，各半两）　芫花（炒）　石膏（细研，各一分）胆矾（一钱，研）　细墨（烧，一钱，研）　斑蝥（二十个，去头足翅）　巴豆（去皮，出油，一钱）　芫青（四十个，去头去翅）

右为细末，白面糊为丸，如绿豆大。生姜橘皮汤下一粒，日二服，病去六七分即住服。史氏《指南方》有续随子、郁李仁、信砒各一分，无延胡索、巴豆。袁当时《大方》有砒一分，无斑蝥、芫青、巴豆。

【校注】

① "牵牛"之后至方末：博古斋本、千顷堂本皆作"五灵脂（各半两）　芫花（炒，一分）　胆矾（一钱，研）　细墨（烧，一钱，研）　巴豆（去皮，出油，一钱）　芫青（四十个，去头去翅）　斑猫（二十个，去头去翅）　石膏（细研，一分）　延胡索（炒，半两）　吴茱萸（炒，半两）"，余皆同。按，四库本中的"斑蝥"，博古斋本、千顷堂本皆作"斑猫"。

若左胁下如覆杯,有头足①,久不已,令人发痎疟②,寒热,咳,或间日也。始由肺病传肝,肝当传脾③,脾乘王而不受邪,其气留于肝,故结而为积,其脉涩结,麝香丸主之。

◉ **麝香丸**

蓬莪茂(炮,一两)　桂心　当归　人参(各半两)　细辛(去苗)　川乌头(炮,去皮脐,各一分)　巴豆(一分,去皮,出油)

右为④细末,白面糊为丸,如绿豆大。食后饮下三粒。史氏《指南方》无蓬莪茂,有芍药一两。

【校注】

① 有头足:意谓积块边缘清楚。

② 痎疟:中医学病名。《杂病源流犀烛·疟疾源流》:"痎疟者,痰结胸中,与凡疟所挟之痰更甚,故寒热乍已,胸中满闷不退,或头疼肉跳,吐食呕沫,甚则昏迷卒倒,皆是痰涎结聚之故。"

③ "始由"二句:博古斋本、千顷堂本皆作"由肺病传肝者,当传脾"。

④ 为:博古斋本、千顷堂本皆作"研"。

若心下如盘①,久不已,令人四肢不收,发黄疸②,饮食不为肌肤③。始由肝病传脾,脾当传肾,肾乘王而不受邪,气留予④脾,其脉缓涩时结,谓之痞气⑤,三棱煎主之。孙氏《仁存方》云:兼治食癥⑥、酒癥⑦、血蛊⑧、气块、血瘕,时发刺痛,妇人血分、男子脾气横泄。

◉ **三棱煎**

京三棱(剉)　蓬莪茂(剉,各四两⑨)　芫花(一两)

右用米醋三升，煮令醋尽，独炒芫花令干，余二味切片子，焙干，同为末，白面糊为丸如豌豆大。橘皮汤下三粒，以知为度。

【校注】

① "若心下如盘"九句：语意出自《难经·五十六难》："脾之积名曰痞气，在胃脘，覆大如盘，久不愈，令人四肢不收，发黄疸，饮食不为肌肤。" 心下如盘，意谓积块位居心下，其形似盘。

② 黄疸：中医学病证名。 指以目黄、身黄、小便黄为主要表现的一种湿热病。

③ 饮食不为肌肤：脾主肌肉，脾积不能布其津液，故所入饮食不为肌肤也。 句中"为"，博古斋本、千顷堂本皆作"荣"。

④ 予：博古斋本、千顷堂本皆作"于"，于义为佳。

⑤ 痞气：此指脾积。 即脾脏积气郁结而成的一种疾病。 参上注①。

⑥ 食癥：中医学病证名。 语出《太平圣惠方》卷八十八。 症见饮食减少，腹内结块，渐长渐大，坚固不移，并伴胁下刺痛、恶心呕逆等。

⑦ 酒癥：中医学病证名。 指因嗜酒过度致使积酒停于脘腹、日久结块的一种病。

⑧ 血蛊：中医学病证名。 因跌仆坠堕后误用补涩所致腹胀膨满之症。 清·李用粹《证治汇补》卷五："坠堕闭剉、气逆、气郁，误行补涩则瘀蓄于胃，心下胀满，食入即吐，名曰血逆；瘀蓄于脾，大腹膨胀，渐成鼓满，名曰血蛊。"

⑨ 剉，各四两：博古斋本、千顷堂本皆作"各四两，剉"。

若从少腹上冲心胸，咽喉发痛，如狖肝①状，发作欲死，由脾病传肾，肾当传心，心乘王而不受邪，气留于肾，结而为积，其脉沈结，谓之贲狖②，贲狖汤主之。

◉ 贲狖汤

　　甘草（炙）　川芎　半夏（汤洗七遍）　芍药　黄芩（各二两）　葛根　甘李根皮（各五两）

右为散。每服五钱,水二盏,姜五片,同煎至一盏,去滓温服。史氏《指南方》加当归一两。孙氏《仁存方》加干姜一两一分,当归二两,无葛根。

【校注】

① 狋肝:即猪肝。 此处形容咽喉瘀血肿痛之状。 狋 "豚" 的异体字。 小猪也。

② 贲(bēn 奔)狋 中医学病证名。 指病气如奔豚窜动不定。 亦作贲豚、奔豚或奔豚气。 贲,奔走、快跑之义。

若脉大而散,时一结,谓之伏梁①,伏梁丸主之。

◉ 伏梁丸

青皮(白马尿浸三日,令软透,切,三十个) 巴豆(去皮,十五个,与青皮同炒干,去巴豆不用) 羌活(半两)

右为末,白面糊为丸,如绿豆大。饮下五粒,未知渐加至十粒。

【校注】

① 伏梁:中医学病证名。 谓心之积病,深伏其里,横亘如屋梁之状,故名。

若身体及髀①股胻皆肿,环脐而痛不可动,动之为水,亦名伏梁,椒仁丸主之。

◉ 椒仁丸

五灵脂 吴茱萸(炒) 延胡索(炒,各半两) 芫花②(醋浸一宿,炒,一分) 椒仁 甘遂(炒) 续随子(去皮,研) 郁李仁(去皮,研) 牵牛(炒熟,各半两) 砒(一钱,研) 石膏(火煅过,一分,研) 附子(炮,去皮脐) 木香(各半两) 胆矾

（一钱，研）

右为细末，白面糊为丸。如③豌豆大，橘皮汤下一粒，早辰④、日午、临卧服。如妇人血分，则去木香，加斑蝥、芫菁各三十枚，去头足翅，炒当归半两。

【校注】

① 髀（bì 必）：即大腿，亦指大腿骨。

② "芫花"之后至方末：博古斋本、千顷堂本皆作"续随子（去皮，研）　郁李仁（去皮，研）　牵牛（炒熟，各半两）　石膏（火煅过，一分，研）　椒仁　甘遂（炒）　附子（炮，去皮脐）　木香（各半两）　胆矾（一钱，研）　础（一钱，研）"，余皆同。

③ 如：博古斋本、千顷堂本皆无此字。

④ 辰：博古斋本、千顷堂本皆作"晨"。

诸　　痛

论曰：诸心腹痛者，或外邪来客，或气相干，其卒然痛而即止者，此寒气客于脉外，得寒则缩蜷①绌急②，外引小络③，得热即止，宜先用熨法，后以良姜散主之。

◉ **熨法**　《指南方》云：治心腹痛，卒然而止，遇寒再发。

　　　　盐（半斤，炒极热）

　　　　右以旧帛包，熨痛处。《指南方》云：渐去至一重。

◉ 良姜散

　　　高良姜（五两）　厚朴（去皮）　姜汁（涂，炙，二两）　当归
桂心（各三两）

　　　右为散。每服五钱，水二盏，煎至一盏，去滓温服。

【校注】

① 缩蜷（quán　全）：身体缩成一团、屈曲不伸之貌。也作蜷缩。蜷，身体弯

曲。

② 绌急：曲缩拘急。绌，原读作chù，此通"诎（qū　区）"。弯曲、短缩之义。

③ 小络：即细小的脉络。

若腰者，肾之外候，足太阳经之流注。如痛连小腹，不得仰
俛①，惙惙②短气，由肾气虚弱，有所不荣，补肾散主之。

◉ 补肾散

　　　杜仲（去粗皮，杵碎，酒拌，炒焦，一两）　桂（去皮）　牡丹
皮（各半两）

　　　右为末。每服三钱，用猪肾一个，批开，糁药在内，入盐少
许，以线扎定，水煮熟，空心食之。

【校注】

① 俛："俯"的异体字。

② 惙（chuò　绰）惙：衰疲貌。惙，疲乏义。

若隐隐腰痛，以热物熨痛处即少缓，由处卑湿，复为风邪伤足
太阳之经，其脉缓涩，白术散主之。

◉ 白术散

白术(二两)　芍药(三两)　桂(去皮)　附子(炮,去皮脐,各一两,剉)

右为细末。温酒调二钱匕①,食前服。

【校注】

① 钱匕:中医学术语。 古代一种量取药末的器具。《千金要方》卷一:"钱匕者,以大钱上全抄之;若云半钱匕者,则是一钱抄取一边尔,并用五铢钱也。 钱五匕者,今五铢钱边五字者以抄之,亦令不落为度。"

若腰痛不能转侧,由劳役动伤经络,或从高堕下,气滞于腰,正气流行,相搏则痛,其脉沈,大小不常,谓之臀腰①,趁痛丸主之。

◉ 趁痛丸 (诸气门见趁痛散)

【校注】

① 臀(guì　贵)腰:中医学病证名。 腰痛。《诸病源候论·臀腰候》:"臀腰者,谓卒然伤损于腰而致痛也。"臀,《玉篇·肉部》:"臀,腰痛。"《广韵·队韵》:"臀,腰忽痛也。"

若腰如锥刀所刺,大便黑色,小便赤黑,此留血滞于腰间,谓之血沥腰痛①,其脉涩,当归丸主之。

◉ 当归丸

当归(三两,剉碎)　水蛭(好者,炒,三十个)　桃仁(去皮尖,三十个,炒,研)

右为末,酒糊为丸,如梧桐子大。酒下十粒,未知,加至三十粒。

【校注】

① 血沥腰痛：即沥血腰痛。中医学病证名。症见腰痛，痛有定处，日轻夜重，脉涩。又称瘀血腰痛、血瘀腰痛。明·戴元礼《秘传证治要诀·诸痛门》："腰痛如锯刀所刺，大便黑，小便赤黄或黑，由血滞腰间，名沥血腰痛。"

若腰冷，腹重如带五千钱，如坐于水，由肾经为阴湿所逼，复受风冷，久不治，变成水病①，肾著汤主之。

● 肾著汤

　　　甘草(炙)　干姜(各二两)　白茯苓　白术(各四两)
　　　右为散。每服五钱，水二盏，煎至一盏，去滓，食前温服。

【校注】

① 水病：中医学病证名。为水肿病之总称。详见《诸病源候论·水病诸候》。

若腰脊不举①，由远行劳倦，逢大热而渴，阳气内伐，热舍于肾，水不胜火，则骨枯而髓减，盖阳明并肾，则肾脂枯，而宗筋不调②。宗筋主束骨而利机关③也，是谓骨痿，兔丝子丸、补肾散主之。

● 兔丝子丸④

　　　兔丝子(拣净，酒浸透，捣烂，焙干)　干地黄(焙，各二两)
　　　杜仲(去粗皮，杵碎，酒拌一宿，炒焦，三两)　牛膝(酒浸，一两)　草薢(一两)
　　　右为细末，炼蜜为丸，如梧桐子大。饮下三十粒，食后服。

● **补肾散** 见前

【校注】

① 举：伸举；活动。

② 宗筋不调：博古斋本、千顷堂本无此四字。宗筋，众筋。此指众筋在前阴汇聚而成的大筋。宗，《广雅·释诂》："宗，总也。"

③ 机关：此指大关节而言。

④ 兔丝子丸：博古斋本、千顷堂本此方作"兔丝子（拣净，酒浸透，捣烂，焙干，二两） 牛膝（酒浸，一两） 杜仲（去粗皮，杵碎，酒拌一宿，炒焦，三两） 干地黄（焙，二两） 草薢（一两）"。

若胁痛不得息，痛则咳而汗出，由邪客于足少阳之络，属胆。宜灸足小指次指爪甲上与肉交处七壮，窍阴①二穴也。

若臂外臁②痛，手不及头，心烦喉痹③者，由邪客于手少阳之络，以针刺手大指次指之端，去爪甲如韭叶，令血出而止。

若臂痛不能屈伸，此邪客于臂掌之间，取腕踝骨后，以指按之极痛，刺之留二呼④，急出针，或灸。

若筋拘挛，背急痛，引胁下，从项推下夹脊⑤，按之应手痛者，于其上灸七壮，未定，加至十四壮。

若痛引小腹，由寒气客于厥阴之脉，或胁肋相引，肾肝脉弦大，久成寒疝，桂枝乌头汤主之。

● **桂枝乌头汤**

桂心（三两） 芍药（三两） 乌头（炮，去皮脐，二两半）
甘草（炙，二两）

右为散。每服五钱，水二盏，姜五片，枣一枚，同煎至一盏，去滓，入蜜半匙许，再煎一二沸，稍热服。

① 窍阴：中医穴位名称。 在足第 4 趾末节外侧，距趾甲角 0.1 寸，又称足窍阴。
  左右足各有一处，故曰"窍阴二穴"。

② 臂外臁（lián 连）：手臂外侧。 臁，本指小腿两侧。 此指手臂两侧。

③ 喉痹：中医学病证名。 多由邪热内结，气血瘀滞痹阻所致，症见咽喉肿痛、吞
  咽阻塞不利。

④ 留二呼：针灸学名词。 指留针二呼。 按，留针，是指针灸时，当毫针刺入腧
  穴，行针得气并施以补泻手法后，再将针留在穴内一定时间以增强和延长针刺
  效应的一种方法。

⑤ 夹脊：中医穴位名称。 在背腰部，当第 1 胸椎至第 5 腰椎棘突下两侧，后正中
  线旁开 0.5 寸，一侧 17 穴。 主治范围比较广，其中上胸部穴位治疗心肺、上
  肢疾病，腰部穴位治疗腰、腹及下肢疾病，下胸部穴位治疗胃肠疾病。

眩　　晕

　　论曰：头眩之状，谓目眩旋转，不能俛仰，头重不能举，目不能
开，闭则不能视物，史氏《指南方》云：观物如反①，或如浮水。或身
如在舟车②上，是谓徇蒙招尤，目瞑耳聋，下实上虚，过在足少阳厥
阴③，由肝虚血弱，则风邪乃生，盖风气通于肝。又曰：诸风掉眩④皆
属于肝。左手关脉虚弦，谓之风眩⑤，香芎散、桃红散主之。

◉ **香芎散**

　　芎劳　独活　旋覆花　藁本（去苗）　细辛（去苗）　蔓荆
子（各一两）　石膏（研）　甘草（炙）　荆芥穗（各半两）

右为末。每服三钱⑥，水一盏，姜三片，同煎至七分，去滓温服，不拘时。

◉ 桃红散

白附子（新罗者）　黄丹（等分）

右同炒，候黄丹深紫色，筛出黄丹不用，只将白附子为末，茶清⑦调下一钱匕。

【校注】

① 观物如反：看东西都像在晃动翻转。反，翻转，倾倒。

② 舟车：博古斋本、千顷堂本皆作"车船"。

③ "是谓徇蒙招尤"四句：语出《素问·五藏生成篇》。徇蒙招尤，指目摇而视不明，身体摇动不定。清·俞樾《内经辨言》："徇者，眴（xuàn 炫）之假字，蒙者，矇之假字。《说文》目部：眴，目摇也，或作眴。矇，童蒙也，一曰不明也。是眴矇并为目疾，于义甚显。"尤，同摇。丹波元简《素问识》："尤，摇同。"招尤，即招摇，同义复用，摇动不定貌。

④ 掉眩：中医指头摇、肢体震颤、头晕目眩之证。多由风邪及肝病所致。语出《素问·五常政大论》。又称眩掉。金·刘完素《素问玄机原病式》："掉，摇也；眩，昏乱旋运也。"

⑤ 风眩：中医学病证名。指因风邪、风痰所致的眩晕。多由气血亏损，风邪上乘所致。又称风头眩。有风寒眩晕、风热眩晕、风痰眩晕等分别。详见《诸病源候论·妇人杂病诸候》。

⑥ 三钱：博古斋本、千顷堂本皆作"五钱"。

⑦ 茶清：博古斋本、千顷堂本皆作"清茶"，当从。

若头眩，发则欲呕，心下温温①，胸中如满，由胸上停痰，胃气不流行②，盘郁不散，气上腾入脑，脑满则眩，关脉沈弦，或谓之痰眩③，旋覆花丸主之。

◉ **旋覆花丸** 见前热证门

【校注】

① 温温：形容胃中泛泛不适之感。

② 行：博古斋本、千顷堂本皆无此字。

③ 痰眩：即风痰眩晕。中医学病证名。指因风痰上壅、闭塞清阳所致的眩晕。《杂病源流犀烛·头痛源流》："风痰闭壅眩晕，必胸膈痞塞，项急，肩背拘倦，神昏多睡，或心忪烦闷而发。"

　　若但晕而不眩，发则伏地昏昏①，食顷②乃苏，由荣卫错乱，气血溷浊③，阳气逆行。《指南》云：此由邪客诸气，阴阳特厥，上者不得下，下者不得上。上下相隔，精神散乱。上下相隔，气复通则苏，脉虚大而涩，谓之气运④，流气饮子、草乌头汤主之。

◉ **流气饮子**

　　紫苏叶　青皮　当归（洗）　芍药　乌药　茯苓　桔梗川芎⑤　半夏（汤洗七遍，焙干，为末，姜汁和，阴干）　黄耆枳实（麸炒，去瓤）　防风（各半两）　甘草（炙）　橘皮（洗，各三分）　木香（一分）　连皮大腹（剉，姜汁浸一宿，焙，一两）

　　右为散。每服五钱，水二盏，生盖三片，枣一个，同煎至一盏，去滓温服。

◉ **草乌头汤**

　　草乌头（去皮尖，生用）　细辛（去苗）　茶芽（等分）

　　右为散。每服五钱，水二盏，煎至一盏，去滓缓缓服尽。

【校注】

① 昬昬：博古斋本、千顷堂本皆作"昏昏"。

② 食顷：大约吃一顿饭的功夫，形容时间较短。

③ 溷（hùn　混）浊：犹言"混浊"也。

④ 运：博古斋本、千顷堂本皆作"晕"。

⑤ 川芎：博古斋本、千顷堂本"川芎"位于方末，且注剂量为"三分"。

若但欲仰①视，目瞑不能开，开而眩，唾出若涕②，恶风振寒③，由肾气不足，动作劳损，风搏于肺，肾气不足，膀胱不荣于外，故使瞑视。因其劳而受风在肺，故唾出若涕而恶风谓之劳风④，芍药黄耆汤主之。

◉ 芍药黄耆汤

芍药（二两）　黄耆汤（三两）　川芎（二两）　乌头（炮，去皮，半两）

右为散。每服五钱，水二盏，姜三片，枣⑤一个，同煎至一盏，去滓温服。

【校注】

① 仰：博古斋本、千顷堂本皆作"上"。

② 唾出若涕：指吐出痰液像鼻涕一样黏稠。此系肺中津液为风热煎灼所致。

③ 振寒：中医证名。指发冷时全身颤动。语出《素问·评热病论》。《证治准绳·杂病》："振寒，谓寒而颤振也。"

④ 劳风：中医学病证名。指由劳力伤风所致的咳嗽。又名劳风咳、风咳。《儒门事亲》卷三："劳风咳，出青黄涕，其状如脓，大如弹丸，亦风咳也。"

⑤ 枣：千顷堂本同此，博古斋本"枣"字误作"盏"。

厥 证

论曰：若暴厥卒然不知人事，身脉皆动，其状如尸，听其耳中，如循①啸声，股间暖，由邪气折于手足少阴、太阴、足阳明之络，五络俱竭，肾气微，少精血，奔气促迫，上入胸膈，宗气②反聚，血结心下，阳气下堕，阴气卒上而不交，阴阳离居。身温而汗出，气复反则唇青身冷，此为入藏即死，谓之尸厥③。先以竹管吹左耳，极三度④，又吹右耳如前，灸⑤熨、斗熨⑥两胁，以石菖蒲末著舌下及吹鼻中。又刺足大指内侧，爪甲去端如韭叶，入一分，留三呼谓隐白穴⑦也，出之。又刺足心涌泉穴，如上法。又刺足中指爪上，令破，如上法，谓厉兑穴⑧也。又刺手大指内侧，去端如韭叶。又刺手心主，谓中冲穴⑨也。又刺掌后锐骨之端，谓神门穴⑩也。又别取头左角之发，烧灰，酒服方寸匕，不能饮，灌之后，宜⑪太一⑫神精丹。

● **太一神精丹** 方缺

【校注】

① 循：回旋。

② 宗气：中医指由肺吸入的自然界清气与脾胃所化生的水谷精气相结合而成之气。宗气积聚于胸中，灌注于心肺，主要功能是出喉咙而司呼吸，灌心脉而行气血。又称大气。

③ 尸厥：中医学病证名。指突然昏厥而其状如尸的一种厥证。

④ 极三度：指尽力吹三遍。极，尽也。

⑤ 炙：博古斋本、千顷堂本皆作"灸"，当从。

⑥ 斗熨：熨法之一种。

⑦ 隐白穴：中医穴位名称。足太阴脾经的井穴，在足大趾末节内侧，距趾甲角0.1寸。有调经统血，健脾回阳的功效。

⑧ 厉兑穴：中医穴位名称。此指第二厉兑穴，系足阳明胃经的井穴。在足第2趾末节外侧，距趾甲角0.1寸处。有苏厥醒神、清热和胃、通经活络的功效。

⑨ 中冲穴：中医穴位名称。手厥阴心包经的井穴。在手中指末节尖端中央。有苏厥开窍、清心泄热的功效。

⑩ 神门穴：中医穴位名称。手少阴心经的穴位之一。位于腕部，腕掌侧横纹尺侧端，尺侧腕屈肌腱的桡侧凹陷处。有补益心气的功效。

⑪ 宜：博古斋本、千顷堂本皆无此字。

⑫ 太一：博古斋本、千顷堂本皆作"太乙"。下同。

若居常无苦，忽然如死，身不动，默默不知人，目闭不能开，口噤不能语，又或似有知而恶闻人声，或但如眩冒①，移时乃寤，此由亡汗过多，血少，气并血中，气血争，阴阳乱，气过血还则阴阳复通，而人乃寤，谓之郁冒②、血厥③，此证多生妇人，男子亦有之，白微汤、仓公散主之。

● **白微汤**④

　　白微　当归（各一两）　人参（半两）　甘草（炙，一分）

　　右为散。每服五钱，水二盏，煎至一盏，去滓温服。

● **仓公散**

　　瓜蒂　藜芦　矾石⑤（火煅一伏时，研）　雄黄（研）

　　上等分为末。以豆大⑥吹鼻内，醒为度。

【校注】

① 眩冒：中医证名。指目眩头晕、甚至昏厥之证。眩，眼睛昏花、视物不清之状。冒，头部昏蒙之感。

② 郁冒：中医学病证名。指头部昏冒、神志不清之证。《素问·至真要大论》："郁冒不知人者，寒热之气乱于上也。"

③ 血厥：中医学病证名。指因失血过多或暴怒气逆，血郁于上而引起的昏厥重证。

④ 白微汤：博古斋本、千顷堂本此方作"白微（一两）　当归（一两）　人参（半两）"。

⑤ 矾石：博古斋本、千顷堂本"矾石"在"雄黄"之后，炮法则同。

⑥ 大：博古斋本、千顷堂本皆作"许"。

若卒然昏①冒无所知，或妄言语，此由暴惊，心无所倚，神无所归，久不治，阴阳相并，或阴气并阳，阳气并阴，令人九窍闭塞，状类尸厥，菖蒲散主之。

◉ 菖蒲散

石菖蒲（一两）　麝香（一钱，研）

右为细末。酒调服二钱，或饮亦得。

【校注】

① 昏：博古斋本、千顷堂本皆作"昏"。

若忽然瘛疭，瞋①目不能语，喉中有声，大便不通，胸满欲呕，或恶人声，闻人声则惕然而惊，或时叫，此得之暴惊，气积而不散，伏痰聚于中脘，湿积②于脾，久而脾气既耗，水气乘之，则风动四末③，宜先吐之以胜金丸，次宜玉壶丸，以大便利即止，有热则脉洪数，此脾郁于心，铁粉丸主之。

◉ **胜金丸** 方缺

◉ **玉壶丸** 方缺

◉ **铁粉丸**

铁粉（二两） 硃砂（一两，研） 牛黄（研） 天竺黄（研）
铅霜（研，各半两） 天南星（炮，一两④）

右为末，姜汁煮糊为丸，如梧桐子大。生姜汤下五丸。

【校注】

① 瞋（chēn 嗔）：睁大眼睛瞪人。

② 积：博古斋本、千顷堂本皆作"渍"。

③ 四末：四肢。与躯干相比，四肢乃人体之末，故言。

④ 炮，一两：博古斋本、千顷堂本无此三字。

若素无疾，而暴得瘿疾，发讫①即如常，经隔月日又复如前，由阴阳失其常度，气血相并也，此谓之痫，龙齿丸②、乌鸦散、独活汤主之。

◉ **龙齿丸**

牛黄（研） 麝香（研，各半钱） 羚羊角（剉） 龙齿 龙骨
羊齿（火煅赤，各一分） 硃砂（研，半两） 蛇退（炒） 白僵蚕（炒，各一分）

右为末，炼蜜和丸，如梧桐子大。饮下五丸，临卧服。

◉ **乌鸦散**

腊月乌鸦一个，去足嘴大翅，用麝香一钱，填口内，以好纸

通裹了,再用盐纸和泥团了,候干,炭火烧,烟尽取出为末,更入麝香一钱,研和。饮调方寸匕,日二服。

◉ 独活汤

独活(一两)　细辛(去苗,一分)　僵蚕(炒,半两)　牡丹皮(三分)　防己(半两)　紫菀(去苗,一分)

右为散。每服五钱,水二盏,煎至一盏,去滓温服。

若病患喜怒不常,独闭户牖而处,恶闻人声者,盖阳气常动[①],因暴折而难决,肝胆气郁而不伸,故令喜怒,谓之阳厥,宜铁落饮,无食肉,及菖蒲散。

◉ 铁落饮 方缺

◉ 菖蒲散 见前

若言语不避亲疏,或弃衣而走,登高而歌,此思虑用心太过,神散不藏,又或悲哭,忽忽不乐,神有余则笑,为狂,胜金丸主之。神不足则悲,露朱丹主之。

◉ **胜金丸** 方缺

◉ **露朱丹**

好朱砂(一两,碎)

右用真琉璃器盛之,露四十九夜,阴雨不算数。研细,入牛黄半钱,研和,滴熟蜜珠子,丸如梧桐子大。空心人参汤下一粒。

若肿首,头重足不能行,发则眴仆,此太阳厥也,乌头汤主之。

◉ **乌头汤** 见前眩运①门

若喜怒嗌痛,不肉食,气奔走上,刺足下中央之脉,血出而止。

【校注】

① 运:博古斋本、千顷堂本皆作"晕"。按,前文标立门类之处作"眩晕",三本皆同,此独四库本作"运"。

痰　饮

论曰:若咽中如炙肉胬①,咽之不下,吐之不出,由胃寒乘肺,肺胃寒,则津液聚而成痰,致肺管不利,气与痰相搏,其脉涩,半夏厚朴汤主之。

◉ **半夏厚朴汤**

半夏(汤洗七遍,五两)　厚朴(去皮,姜汁涂炙,三两)　茯

苓　紫苏叶(各二两)

　　右为散。每服五钱,水二盏,生姜十片,同煎至一盏,去滓,食前②温服。

● **枳术汤**③艾元英《如宜方》云:若心下如盘,边如旋盘,由饮癖④停留不散。

　　白术(四两)　枳实(麸炒,去瓤,二两)

　　右为散。每服五钱,水二盏,煎至一盏,去滓,食前温服。

【校注】

① 脔(luán 峦):切成小块的肉。

② 前:博古斋本、千顷堂本皆脱此字。

③ 枳术汤:博古斋本、千顷堂本于此前多"若心下盘旋,欲吐不吐,由饮癖停留不散,枳术汤主之"一句,而于此后少"艾元英《如宜方》云"四句。

④ 饮癖:参见"辨脉形及变化所主病证法"中"实脉之状"一节注④"癖饮"条。

　　若腹满,按之没指,随手而起,余与正水皆同,但四肢聂聂动,其脉亦浮,由肺气久虚,为风邪所客,气不得运,百脉闭塞,气结阴聚成水,谓之皮水,亦宜发汗,先以防己汤,次以大豆散。

● **防己汤**

　　防己(三两)　人参(四两)　桂心(二两)　茯苓(四两)

　　右为散。每服五钱,水二盏,煎至一盏,去滓温服。

● **大豆散** 方缺

　　若咳嗽,喘不得卧,面浮肿,脉弦急或迟,由肺胃停寒,水聚成饮,支乘于心,气不得下,谓之支饮,宜先用十枣汤泻之,后宜防己汤主之。

◉ **十枣汤**

　　　　芫花(炒黑)　甘遂　大戟(各等分)　大枣(十枚)

　　　　上先煮枣去滓,内前药末。强人服一钱,虚人服五分。若病不除,再服,得快下利为度,后以糜粥自养。

◉ **防己汤** 见前

消　证

　　　　论曰:消渴之病,其来有二:或少服五石汤丸,恣欲不节,不待年高气血衰耗,石性独存,火烈焦槁,精血涸竭,其状渴而肌肉消;又有积久饮酒,酒性酷热,熏蒸五藏,津液枯燥而血涩,其状渴而肉不消。如解五石毒者,宜罂粟汤;欲止渴者,宜兔丝子丸;大渴而加烦热者,宜马通散、栝蒌粉。

◉ **罂粟汤** 见前痹证门

◉ **兔丝子丸**

　　　　兔丝子(不计多少,拣净,水淘,酒浸三宿)

　　　　右控干,乘润捣,罗为散,焙干,再为细末,炼蜜和丸,如梧桐子大。食前饮下五十粒,一日二三服。或作散,饮调下三钱。《琐碎录》云:用酒浸晒于日中,三两日一换酒,用时洗去酒,浓煎汤饮。

◉ **马通散**方缺

◉ **栝蒌粉**方缺

　　若其人素渴引水①,一旦不饮不渴,小便日夜数十行,气乏肉消脱,此消中,肾气败也,茱萸丸主之。

◉ **茱萸丸**
　　苁蓉(洗,切,酒浸,焙)　五味子(炒)　山茱萸　干山药(等分)
　　右为末,酒糊为丸,如梧桐子大。饮下三十粒,空心服。

【校注】
① 引水:举杯饮水。引,举。

卷三 疸病

疸　病

七九

　　论曰:黄疸之病,皆属于脾,脾属土而色黄,恶湿,湿胜则土气不行而郁,故发则真色见。盖黄疸本得之湿,瘀热在里,湿热相搏,身必发黄。若先有留热,而后为湿气所加①,则热多而湿少,治之先导其热。若先为湿气所乘,而后有热,则湿多而热少,治之先去其湿,去其湿则热从而去。亦有因冷痞结,阴加于阳,上下气不通,而脾气不行,则阴气郁而生湿,其状胸中痞,呕逆,时恶寒,当先除瘕,利其小便,则湿自去,脉洪大,大便利加渴者死。脉微小,小便不利,不渴则生。若病人一身悉黄,四肢微肿,胸满不得卧,汗出如黄蘗汁,此由大汗出,卒入水中所致,苦酒汤主之。

◉ 苦酒汤

　　黄耆汤(五两)　芍药　桂心(取心,各三两)

　　右为散。每服五钱,水二盏半,苦酒半盏,同煎至一盏,去滓温服。

【校注】

① 加:侵凌。

　　若因他病未除,忽然一身面目悉黄如橘,瘀热在里也,或因大热以冷水洗之,湿热相搏熏蒸肌肉,谓之黄疸,蘗皮汤主之,茵陈五苓散主之。

◉ 蘗皮汤

　　黄蘗　黄连　黄芩(各等分)

　　右为散。每服五钱,水二盏,煎至一盏,去滓温服。

◉ 茵陈五苓散

　　茵陈(一两)　猪苓　茯苓　白术(炒,各十八铢)　泽泻(一两半)　桂心(半两)

　　右为散。每服五钱,水一盏半,煎至一盏,去滓温服。

　　若心下懊痛①,足膝胫满,小便黄,面发赤斑,由大醉当风入水,湿加于热,内蒸脾气,谓之酒疸。治属饮家,茯苓半夏汤主之。

◉ 茯苓半夏汤

茯苓（四两）　半夏（二钱半,汤洗七遍）　旋覆花（三钱）
甘遂（剉末,炒,一钱）

上哎咀,水二盏,煎至一盏,去滓,将甘遂末分二服,用药汁
半盏调服,以利为度。

【校注】

①心下懊痛:心下懊侬（náo　挠）作痛。按,懊侬,中医证名。指心中烦热、
闷乱不宁之状。

若脉浮腹满欲呕吐者,先吐之,瓜蒂散主之。脉沈,腹满,大
便秘,先利之,大黄丸主之。

◉ 瓜蒂散

瓜蒂　赤小豆　秫米（等分）

右为细末。粥饮调方寸匕,以吐为度。

◉ 大黄丸

大黄（煨）　葶苈（各等分）

右为细末,炼蜜和丸,如梧桐子大。蜜汤下十粒,以利为
度。

卷四

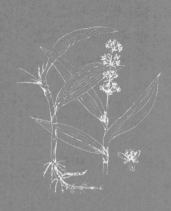

咳　嗽

论曰：古书有咳而无嗽，后人以咳嗽兼言之者，盖其声响亮①。不因痰涎而发，谓之咳；痰涎上下随声而发，谓之嗽，如水之漱荡，能漱其气也。诸咳之原，其来虽各不同，其气必至于肺而后发。若非其时感邪而发咳者，固因藏气虚弱，抑或五行之气，内相剋制。病作即治，无使传注，不即治之，传注他藏，遂至不起。然有因寒者，因风者，因热者。风寒从外至，热则从内起。风寒则诸经自受其邪，热则脏腑熏蒸，乘而为病。风则散之，寒则温之，热则调之、泻之。因风者恶风，出风中②则咳甚；因寒者，遇寒则剧；因热者，得热则发。若因外感风寒，不即治之，邪气留淫③日深，攻伤藏气，一藏受极④，遂传其所不胜⑤。如肺经受久而不去，咳则右胁痛，不可转侧，遂传之肝。肝属木，肺属金，金剋⑥木，咳引左胁，不可卧，卧则咳剧，遂传之脾。脾，土也，为木来剋，则大便鸭溏⑦，甚则瘕⑧疾如痫狀，次传之肾，肾属水，为土所剋则骨痿，不能起于床，手足浮肿，次传之心则死。若因藏气自相熏蒸，如心乘肺⑨，急补肺而泻心。补肺宜辛甘，泻心宜苦。若脾热熏蒸，但泻其脾，治以甘平，调肺以辛温，谓之间传⑩，学宜知此。

若肺咳恶风脉浮，小青龙汤主之。

恶寒脉紧，杏子汤主之。

微弱者，钟乳丸主之。

恶热喉燥，脉数，甚则咯血，天门冬汤、杏子汤主之。孙氏《仁存活法秘方》：肺咳⑪之狀，喘息有音，甚则咯血。

● **小青龙汤** 见前寒证门

● **杏子汤**

　　杏仁(去皮尖)　干姜　细辛(去苗)　甘草(炙,各半两)
五味子　桂心(各一两)

　　右为散。每服五钱,水二盏,枣一个,同煎至一盏,去滓温
服。痰多者,加半夏半两,汤洗七遍。

● **钟乳丸**

　　钟乳[12](银石器内煮一伏时,研一伏时,一两)　紫菀(去苗
及枯燥者)　款冬花　黄耆汤(各半两)　桑白皮(一分,剉,微
炒)

　　右为细末,炼蜜和丸,如梧桐子大。饮下三十丸,食前服。

● **天门冬汤**

　　天门冬(去心)　紫菀(去苗及枯燥者,焙)　知母(焙,各一
两)　桑白皮　五味子　桔梗(各半两)

　　右为散。每服五钱,水二盏,煎至一盏,去滓温服。咳血
者,加[13]阿胶半两,炒燥。大便涩而喘,加葶苈半两。

【校注】

① 亮:博古斋本、千顷堂本皆作"毫"。按,毫,尖细也。

② 出风中:意谓出门身处风中。

③ 留淫:停留。同义复用。淫,淹留。

④ 一藏受极:意谓五藏中的某一藏受邪侵凌至极。

⑤ 所不胜:据以下文义,当作"所胜"为是。按,所不胜,在五行相克关系中,
　 "克我"者为"我所不胜"。如"火克金",金为"我",金之"所不胜"是

火。 对应五藏而言,肺金之"所不胜"者为心火;而"所胜"者即为肝木。

⑥ 尅:此字与下文"为木来尅""为土所尅"三处,四库本和博古斋本皆作
"尅",千顷堂本三处俱作"尅"。 皆同"克"。

⑦ 鸭溏:中医学病证名。 指大便泄泻,清稀如水,状如鸭屎之证。 又称鹜溏、
鹜泻。《素问病机气宜保命集·泻论》:"鸭溏者,大便如水,中有少结粪者是
也。"

⑧ 瘕:博古斋本、千顷堂本皆作"瘕"。 癥瘕,义同"瘕疵"。

⑨ 乘:博古斋本、千顷堂本"乘"下皆有"于"字。

⑩ 间传:谓疾病的传变不按"传其所不胜"的顺序发展,而是间隔着相传。

⑪ 肺咳:中医学病证名。 指因肺经病变,咳喘有声,甚则唾血的证候。

⑫ "钟乳"之后至方末:博古斋本、千顷堂本作"紫菀(去苗及枯燥者,半两)
桑白皮(一分,剉,微炒) 款冬花 黄耆汤(各半两)",余皆同。

⑬ 加:博古斋本、千顷堂本皆无此字。

若心咳脉浮恶风,桂心汤主之。

恶寒,时口噤,脉紧大,附子细辛汤主之。

恶热脉疾小便赤涩,茯苓汤主之。

◎ **桂心汤**

孙氏《仁存活法秘方》云:心咳①之状,上引心痛,喉介介然
如梗②,甚则咽喉肿痛,脉浮恶风,宜桂心汤。

人参　桂(取心)　白茯苓(各一两)　麻黄　贝母(炒,各
半两)　远志(去心)　甘草(炙,各一分)

右为散。 每服五钱,水二盏,煎至一盏,去滓温服。

◎ **附子细辛汤**

附子(炮,去皮脐)　细辛(去苗,各半两)　人参　菖蒲(各
一两)　五味子③(二两)　甘草(炙,半两)

右为散。每服五钱,水二盏,煎至一盏,去滓温服。

◉ 茯苓汤

　　茯苓　麦门冬(去心)　黄芩(各一两)　秦艽(去土)　柴
胡(去苗,各半两)　杏仁(去皮尖,一分)

　　右为散。每服五钱,水二盏,煎至一盏,去滓温服。

【校注】

① 心咳:中医学病证名。 指咳则心痛,喉中如梗,甚则咽肿的证候。《素问·咳
　　论》:"心咳之状,咳则心痛,喉中介介梗状,甚则咽肿喉痹。"

② 喉介介然如梗:形容喉中阻塞不适如有异物作梗之状。 介介,强直之象。
　　梗,梗塞,阻塞。

③ 五味子:博古斋本、千顷堂本"五味子"在"甘草"之后,炮法则同。

　　若肝咳①恶风脉浮弦,射干汤主之。孙氏《仁存活法秘方》
云:肝咳之状,咳则两胁痛,甚则不可转侧,转侧两胁下满。
　　恶寒脉浮紧,五味子煎主之。
　　恶热脉疾,目赤头眩,百部丸主之。

◉ 射干汤

　　射干　麻黄(去根节,各半两)　五味子　半夏(汤泡七遍,
各一两)　款冬花(二两)

　　右为散。每服五钱,水二盏,姜五片,同煎至一盏,去滓温
服。

◉ 五味子煎

　　五味子(五两)　桂(取心,一两)　川乌头(炮,去皮脐,一
两)

右为末,水五升,煎至一升,绞取汁,用好蜜二两,再熬成膏。温酒化弹子大,食前服。

◉ 百部丸

百部(八两,为细末) 生地黄(五斤,取汁,熬成膏)

右将地黄膏和百部为丸,如梧桐子大。饮下三十粒,食后服。

【校注】

① 肝咳:中医学病证名。 指咳时牵引到两胁疼痛,甚则躯体不能转侧,转侧则两胁部胀满的证候。《素问·咳论》:"肝咳之状,咳则两胁下痛,甚则不可以转,转则两胠(qū 区)下满。"

若脾咳①恶风脉浮缓,麻黄厚朴汤主之。孙氏《仁存活法秘方》云:脾咳之状,咳则右胁下痛引肩背,痛甚则不可以动,动则咳剧。

口中如含霜雪,中脘隐隐冷,恶寒,脉紧弱,温中丸主之。

大便坚,从腹上至头发热,脉疾,茯苓丸主之。

◉ 麻黄厚朴汤

厚朴(去皮,姜汁涂,炙) 麻黄(去根节) 杏仁(去皮尖) 橘皮(洗,各一两) 甘草(炙) 半夏(汤洗七遍,各半两)

右为散。每服五钱,水二盏,姜五片,同煎至一盏,去滓温服。

◉ 温中丸

干姜 半夏(汤洗七遍,各一两) 白术(二两) 细辛(去苗) 胡椒(各半两)

右为细末,炼蜜和丸,如梧桐子大。米饮下三十粒,食前服。

◉ 茯苓丸②

茯苓　黄芩　橘皮(洗,各一两)　五味子　桔梗(各半两)半夏(汤洗七遍,切,姜汁浸,焙,三分)

右为细末,炼蜜和丸,如梧桐子大。米饮下三十粒,食后服。

【校注】

① 脾咳:一名脾经咳嗽。中医学病证名。指咳嗽时右胁下痛,隐隐然牵涉到肩背,甚至不能动弹,动则加剧的证候。《素问·咳论》:"脾咳之状,咳则右胁下痛,阴阴引肩背,甚则不可以动,动则咳剧。"

② 茯苓丸:博古斋本、千顷堂本此方作"茯苓　黄芩(各一两)　五味子(半两)　半夏(汤洗七遍,切,姜汁浸,焙,三分)　橘皮(洗,一两)　桔梗(半两)"。

若肾咳①恶风脉浮,白前汤主之。孙氏《仁存活法秘方》云:肾咳之状,咳则腰背相引疼痛。

恶寒,唾冷沫,小便数,脉紧,椒红丸主之。

恶热,骨间烦疼,地骨皮汤主之。

◉ 白前汤

白前　细辛(去苗)　川芎　五味子(各一两)　麻黄(去根节)　芍药　桂(取心,各半两)

右为散。每服五钱,水二盏,煎至一盏,去滓温服。

◉ 椒红丸

椒(去目,炒出汗,半两)　款冬花　紫菀(去苗及枯燥者)

干姜(各一两)　矾石(火煅一伏时)　附子(炮,去皮脐)　细辛(去苗)　皂荚(去子,酥炙,各半两)

　　右为细末,炼蜜和丸,如梧桐子大。米饮下三十粒,食前服。

● **地骨皮汤**

　　地骨皮　百部(各二两)　芍药　赤茯苓(各一两)

　　右为散。每服五钱,水二盏,竹叶十片,同煎至一盏,去滓,食后温服。

【校注】

① 肾咳:中医学病证名。 指咳时腰背相引而痛, 甚则咳吐痰涎的证候。《素问·咳论》:"肾咳之状, 咳则腰背相引而痛, 甚则咳涎。"

　　若颧骨赤大如钱,日晡发热者死。若潮热有时,五心①烦热,搏于营卫,不咳者易治,脉促涩者难治,青蒿煎、柴胡芍药汤主之。

● **青蒿煎**

　　青蒿(汁,一升)　人参　麦门冬(去心,各一两)

　　右将二味为末,用青蒿汁同熬成膏,丸如梧桐子大。饮下二十粒,食后服。

● **柴胡芍药汤**

　　柴胡(去苗)　芍药(各一两)　地骨皮　石膏(各半两)

　　右为散。每服五钱,水二盏,小麦五十粒,同煎至一盏,去滓,食后温服。

【校注】

① 五心：两手心、两足心连同内心，合称五心。

若但嗜卧，饮食不为①肌肤，或不能食，心腹虚胀滑泄，背脊牵急，劳倦不能动止，或因大病后，或因下利后不复常，得之于脾。脉弦大甚则②不治，四肢煎厥，亦谓之肉极③，炙肝散、白术丸主之。

◉ 炙肝散 见前气证门

◉ 白术丸

白术　橘皮（洗，各一两）　厚朴（去皮，姜汁涂，炙焦）　人参（各半两）

右为细末，炼蜜和丸，如梧桐子大。米饮下三十丸。

【校注】

① 为：博古斋本、千顷堂本皆作"荣"。

② 则：博古斋本、千顷堂本皆作"者"。

③ 肉极：中医学病证名。指肌肉痿弱困怠的疾患。

若咳嗽如脓涕，或微喘急，短气，胁下痛，皮肤干燥，动则咳极，由形寒饮冷伤于肺经，久嗽不已则肺枯燥，令人先寒后热，脉弱者可治，或紧或弦者不可治。

喘　证

　　论曰:凡人一呼一吸谓之息。呼出心肺,吸入肾肝,呼吸之间,脾受其气,则营卫行阳二十五度,行阴亦二十五度,而周身之气,无过不及。若藏气乘并,则荣卫不能循常,气过①周身失度,不能随阴阳出入以成息,故促迫而喘,诸气并上于肺,肺管隘,则气争而喘也。其始或因坠堕恐惧,恐则精却②,精却则上焦闭而气不行,气不行则留于肝,肝乘于肺,此喘出于肝也。或因惊恐,惊则心无所倚③,神无所归,气乱而气乘于肺,度水跌仆④,肾气暴伤,此喘或出于心也,或因肾气乘肺,此喘出于肾也。或因饱食过伤,动作用力,谷气不流行,脾气逆而乘肺,此喘出于脾也,团参散主之。

　　若喘而发热,颈脉皆动,日渐瘦削,由客热乘肺,或因饮食失宜,气不转而气急,误⑤服热药,火气熏肺而遂喘,颊赤咽燥,其脉细数,治属骨蒸,小建中汤、天门冬汤主之。

◉ 团参散

　　　　人参(一两)　桑白皮(剉,炒,二两)　大腹皮⑥(剉,炒,一两)　橘皮(洗)　麦门冬(去心,各一两)　吴茱萸(炒)　槟榔(剉,炒)　芫花(炒)　附子(炮,去皮脐)　泽泻(各半两)　半夏曲　桂心　杏仁(去皮尖,研,各一两)　枳实(麸炒,去瓤,半两)　白术　诃子⑦(炮,去核,各半两)

　　　　右为细末,姜汁煮糊为丸,如梧桐子大。米饮下二十粒,食前服。

◉ 小建中汤

芍药(六两)　桂心(三两)　甘草(炙二两)

右为散。每服五钱,水二盏,生姜三片,枣二个,同煎至一盏,去滓温服。

◉ 天门冬汤

天门冬(去心,一两)　马兜铃　百部(各半两)

右为散。每服五钱,水二盏,煎至一盏,去滓温服。

【校注】

① 过:行。

② 恐则精却:中医认为,恐伤肾,肾藏精,肾伤则精气衰退。却,退也,衰也。

③ 或因惊恐,惊则心无所倚:博古斋本、千顷堂本皆作"或因惊恐惊心心无所倚"。

④ "度水跌仆"以下五句:此数语似有窜乱,博古斋本、千顷堂本作"此喘出于心也。或因渡水跌仆,肾气暴伤,肾气乘肺,此喘出于肾也",当从。

⑤ 误:博古斋本、千顷堂本皆作"悮"。按,悮,"誤(误)"的异体字。

⑥ "大腹皮"之后至方末:博古斋本、千顷堂本作"麦门冬(去心,一两)　橘皮(洗,一两)　吴茱萸(炒)　槟榔(剉,炒)　芫花(炒)　附子(炮,去皮脐)　泽泻(各半两)　半夏曲(一两)　诃子(炮,去核,半两)　杏仁(去皮尖,研)　桂心(各一两)　枳实(麸炒,去瓤,半两)　白术(半两)",余皆同。

⑦ 诃(hē　喝)子:为使君子科乔木植物诃子的成熟果实。味苦酸涩,性平。归肺、大肠经。功效涩肠、敛肺、下气、利咽。主治久泻、久痢、脱肛、久咳失音。又名藏青果。

若喘嗽时血出，四肢懈怠，脉浮大而沈，由肾气上并于胃，气道壅塞，血无所行而散溢于脾，精不化，上不胜下，脾之络脉外绝，去外胃归阳明①，白术丸主之。

● 白术丸

麦门冬（去心）　人参②　生地黄（焙）　白术　泽泻　茯苓　大豆卷（各一两）　桑皮③（炒，二两）

右为细末，炼蜜和丸，如梧桐子大。米饮下三十粒，食前服。

【校注】

① "脾之络脉外绝"两句：语出《素问·示从容论篇》"今夫脉浮大虚者，是脾气之外绝，去胃外归阳明也"句。意谓脾气外越而绝于胃，故离胃而归阳明经。其中"外胃"二字，博古斋本、千顷堂本皆作"胃外"，当从。

② "人参"之后至"大豆卷"之前：博古斋本、千顷堂本作"茯苓　白术　泽泻　生地黄（焙）"，余皆同。

③ 桑皮：博古斋本、千顷堂本皆作"桑白皮"。

若病人不卧，卧而有所不安则喘者，藏有所伤，精有所寄，故不得卧而喘，肺气盛，脉满大也，牡蛎散主之。

● 牡蛎散

用左顾牡蛎①，文片色白正者二两，先杵为粗末，以甘②锅子盛，火烧通赤，放冷，研为细末。每服一钱，浓煎鲫鱼汤调下，不拘时服③。鲫鱼重四两者一个，去鳞肚，浓煎，煎时不许动。

【校注】

① 左顾牡蛎：据陶弘景《名医别录》言："道家方以左顾是雄，故名牡蛎；右顾者

牝蛎也。或以尖头为左顾，未详孰是。"又云："今出东海、永嘉、晋安、
……其生着石，皆以口在上，举以腹向南视之，口斜向东，则是左顾。出广
州、南海者亦同，但多右顾，不堪用也。"所谓左顾、右顾之别，盖旧时荒诞
不经之言也。

② 甘：博古斋本、千顷堂本皆作"干"。按，甘锅、干锅俱义同"坩埚"。坩埚
指用极耐火的材料（如黏土、石墨、瓷土或较难熔化的金属）所制成的器皿或
熔化罐。

③ 服：博古斋本、千顷堂本皆无此字。

若咳嗽咳①逆，倚息②喘急，鼻张，其人不得仰，咽中作水鸡
声，时发时止，由惊忧之气畜而不散，肺气郁，或因过饱劳伤，气上
行而不能出于肺，复遇寒邪，肺寒则诸气收聚，气缓则息，有所触
则发，经久则不能治，杏子散主之，及灸肾腧百壮。

● 杏子散

杏仁（去皮尖，麸炒黄色，研成膏）　麻黄（为末，等分）

右研和。煎橘皮汤，调二钱匕。

● 玉腋散

人参　川芎　茯苓③　桂心　知母　贝母（炒）　杏仁（去
皮尖）　葶苈（炒）　半夏曲　柴胡（去苗）　麻黄（去根节，各一
两）　石膏（炒，研）　诃子（炮，去核，各二两）　橘皮（洗）　白
术（各一两半）　甘草（炙）　羌活　马兜铃（各半两）③

右为细末。每服三钱，水一盏半，生姜三片，枣一个，煎至
一盏，去滓，食前温服。

【校注】

① 咳：博古斋本、千顷堂本皆无此字。

② 倚息：意谓患者不愿平卧，需倚靠着呼吸方才顺畅。 否则憋闷喘息加重。

③ "茯苓"至方末：博古斋本作"桂心（各一两）　马兜铃（半两）　知母　贝母（炒）　杏仁（去皮尖）　葶苈（炒）　半夏曲（各一两）　柴胡（去净苗，一两）　石膏（炒，研）　诃子（炮，各二两）　橘皮（洗，一两半）　麻黄（去根节，一两）　白术（一两半）　甘草（炙）　羌活（各半两）"。 千顷堂本"葶苈（炒）"作"葶苈（炒，各一两）"，"半夏曲（各一两）"作"半夏曲（一两）"，余皆同博古斋本。

若喘息肺鸣①而痿躄②，由③有所失亡，所求不得，气郁而肺热叶焦上举④，是谓肺痿⑤，阿胶丸主之。

◉ 阿胶丸

天门冬（去心）　桔梗　生干地黄⑥（焙）　桑白皮（剉，炒）　柏子仁（炒，研）　麦门冬（去心）　阿胶（剉，炒燥，各半两）　甘草（炙，一分）

右为末，炼蜜和丸，如弹子大。 每服一丸，水一盏，煎至七分，食后温服。

【校注】

① 肺鸣：中医学病证名。 指因气郁而肺气不利所致的喘鸣声。

② 痿躄：亦作"痿厥"。 中医学病证名。 指痿病兼见气血厥逆者，以足痿弱不收为主症。 按，躄，通"厥"。

③ 由：通"犹"。

④ 上举：疑为"衍文"。"上举"之前数语出自《素问·痿论篇》："岐伯曰：肺者，藏之长也，为心之盖也。 有所失亡，所求不得，则发肺鸣，鸣则肺热叶焦，故曰：五脏因肺热叶焦，发为痿躄，此之谓也。"

⑤ 肺痿：中医学病证名。 指肺叶枯萎不荣或痿弱不用的一种痿病。 主要以胸憋气短、咯吐浊唾涎沫为主要表现。

⑥ "生干地黄"之后至"甘草"之前：博古斋本、千顷堂本作"阿胶（剉，炒燥）

桑白皮（剉，炒） 麦冬（去心） 柏子仁（炒，研，各半两）"，余皆同。

呕　吐

论曰：呕吐者，由清浊不分，中焦气痞。若心下牢大如杯①，或时寒时热，朝食则暮吐，暮食则朝吐，关脉弦紧，弦则为虚，紧则为寒，虚寒相搏，此名为格②，与关格③同也，是谓反胃④，青金丹、朴附丸主之。

◎ 青金丹

硫黄　水银　木香（末）

右将硫黄水银二味同研，令不见水银星子为度，合木香再研，用生姜汁煮糊为丸，如梧桐子大。米饮下三粒，食后服。

◎ 朴附丸

厚朴（去皮，剉作小块子）　附子（炮，去皮脐，剉作小块子，各一两）　生姜（八两，去皮取汁）

右将二味以姜汁同煮，尽汁为度，焙干为末，酒煮和丸，如梧桐子大。米饮下三粒，食前服。

【校注】

① 心下牢大如杯：形容气聚心下，其状既坚且大，如同杯子一般。

② 格：阻拒不通。

③ 关格：中医学病证名。指以小便不通与呕吐并见为主要表现的疾病。小便不

通称为关，呕吐不止称为格。

④ 反胃：中医学病证名。指以食后脘腹闷胀、宿食不化、朝食暮吐、暮食朝吐为主要表现的病证。多由饮食不节、酒色所伤，或长期忧思郁怒，使脾胃功能受损，以致气滞、血瘀、痰凝而成。又称胃反、翻胃。

若心中温温常欲呕，闻食吐酸，由宿寒在胃，不能运水谷，中脘①成痰，其关弦，脉小而短，白术丸、大半夏汤主之。

● **白术丸** 史载之②《指南方》无"橘皮"。

白术（三两） 半夏（汤洗七遍，二两） 橘皮（洗） 干姜（各三两） 丁香（一两）

右为细末，姜汁煮糊为丸，如梧桐子大。姜汤下三十丸，食前服。

● **大半夏汤**

半夏（一升） 人参（一两） 白蜜

右为末。每服三钱，水一盏，煎至半盏，加白蜜少许，食前服。

【校注】

① 脘：博古斋本、千顷堂本皆作"腕"。误矣。

② "史载之"三字：博古斋本、千顷堂本皆作"史氏"。

若心上汪洋①嘈②烦，头目时痛，胸中不利，或呕胆汁，大便或利或秘，喜渴，此中脘伏痰，旋覆丸主之。

◉ 旋覆花丸 见前热证门

【校注】

① 汪洋：本形容水势浩大，在此比喻心上痰饮十分严重，下文"嘈烦"之证即由此引起。

② 嘈：中医证候名。指心脘间懊忱难受，莫可名状的证候。

若心下虚满，不入饮食，时时欲呕，呕无所出，慢慢短气，由他病瘥①后，复为寒邪伤气，气寒则不能食，胃无谷气以养，其脉微弱，大藿香散主之。

◉ 大藿香散

藿香叶　人参　茯苓　桔梗　桂心　木香②　白术（各半两）　半夏（汤洗七遍，为末半两，姜汁和成饼子，阴干）　枇杷叶（十片，刷去毛）

右为末。每服三大钱，水一盏，炒姜丝一分，与药同煎至七分，去滓，食前温服。刘孟容《琐碎录》名藿香汤。

【校注】

① 瘥（chài　柴_{去声}）：病愈。

② 桂心、木香：博古斋本、千顷堂本皆作"木香　桂（取心）"，余皆同。

若心下烦，不喜热物，得热即呕，喜渴，由胃受邪热，胃热则气浊，阴阳浑乱，其脉虚数，或细而疾，竹茹汤主之。

◉ 竹茹汤

竹茹　橘皮　甘草　半夏①　麦冬　赤茯苓　枇杷叶

人参

　　右加姜枣煎，胃寒去竹茹、麦冬，加丁香，实火去人参。

【校注】

① "半夏"之后至方末：博古斋本、千顷堂本作"赤茯苓　麦冬　人参　枇杷叶"，余皆同。

　　若心下闷乱，呕吐不止，卧起不安，手足躁扰①，水浆不下，由冷热不和，邪正相干，清浊不分，阴阳错乱，喜冷者因热，恶冷者因寒，名曰霍乱。其脉弦大者，寒也，大理中汤、半硫丸主之。其脉数疾者，热也，小藿香散、青金散主之。

● 大理中汤 方缺

● 半硫丸

　　半夏（汤洗七遍，焙，为末）　硫黄（研，等分②）

　　右研细，生姜汁煮糊为丸，如梧桐子大③。米饮下三十粒④。

● 小藿香散

　　丁香　枇杷叶（去毛）　干葛　赤茯苓　藿香叶　甘草（各等分）

　　右为末。每服三钱，水一盏，生姜三片，同煎至一盏，去滓温服。

● 青金散 方缺

【校注】

① 手足躁扰：手足扰动不宁之状。

② 研，等分：博古斋本、千顷堂本无此三字。

③ 如梧桐子大：博古斋本、千顷堂本无此五字。

④ 粒：博古斋本、千顷堂本皆作"丸"。

若卒然呕吐，胸中痞闷，气不下行，由饮食过伤，胸气滞而不转，胃中为浊，逆行则吐，其脉沉疾，金汁丸主之。

◉ **金汁丸** 方缺

若痛而呕者，此寒气客于肠胃，肠胃得寒则聚沫，聚沫则痛①，痛则气逆，逆则津液反出而呕，其脉紧细而滑，粳米汤主之。

◉ **粳米汤**

　　附子(炮，去皮脐，切片子，半两)　半夏(汤浸七遍，切片子，二两半)　甘草(炙，剉碎，一两)　陈粳米(二两半)

　　右拌和，分作十二服。每服用水三盏，姜十片，同煎至一盏，去滓温服。

【校注】

① 聚沫则痛：指津液凝聚为沫，阻碍阳气流通，因而导致疼痛。

若因呕而哕者，吴茱萸丸主之。

◉ **吴茱萸丸**

　　吴茱萸(炒，一两)　橘皮(洗，二两)　附子(炮，去皮脐，半两)

　　右为细末，白面糊为丸，如梧桐子大。饮下二十粒，食前服。

小　便 附大便

　　论曰：小肠为受盛之府，传导水液，若始觉小便微涩赤黄，渐渐不通，小腹膨脖，由心经蕴热，传于小肠，小肠热，则渗于脬^①中，脬辟而系转^②，诊心脉大而牢，葵叶散^③，或石苇汤主之。

● 葵叶散

　　　　裹茶　葵叶（一两，烧灰）　滑石（半两，研）

　　右为细末，沸汤浸服。或小便暴不通，点好茶一杯，生油^④三两，点饮之。

● 石苇汤

　　　　石苇（去毛，剉）　车前子（剉，车前叶亦可，等分）

　　右浓煮汁饮之。若腹胀，泾^⑤溲不得，好卧屈膝，阴缩肿，此厥阴之厥，加赤茯苓、黄芩，分^⑥两如前。

[校注]

① 脬（pāo　抛）：即膀胱。

② 脬辟（pì　僻）而系转：指尿脬开坠而系带偏转。此指患者的主观症状。

③ 葵叶散：墨本、千顷堂本于此前多"用"字。

④ 生油：墨本、千顷堂本于此前多"入"字。

⑤ 泾：此指小便。此字墨本、千顷堂本皆作"溺"。按，"溺"是"尿"的古字。

⑥ 分：墨本、千顷堂本皆作"八"，恐误。

若卒暴小便不通,脐腹膨急,气上冲心,闷绝欲死,由忍尿劳役,或从惊恐,气无所伸,乘并①膀胱,气冲胕系不正。诊其脉,右手急大,葱白汤主之。

● **葱白汤**

橘皮(洗,三两,切)　葵子(一两)　葱白(三茎,切)
右以水五升,煮取二升,分三服。

● **固胕丸**

茴香(炒,一两)　桑螵蛸②(炒,半两)　附子③(炮,去皮脐,半两)　兔丝子(拣净,酒浸一宿,乘润捣烂,焙干,二两)戎盐(炒一分)
右为细末,煮糊为丸,如梧桐子大。饮下三十粒,空心服。

【校注】

① 乘并:侵聚。乘,侵也。并,聚也。

② 螵蛸(piāoxiāo　飘消):螳螂的卵块。产在桑树上的叫"桑螵蛸",可入药,有益肾固精、缩尿止浊的功效。又名"蜱(pí　皮)蛸"。

③ 附子:博古斋本、千顷堂本"附子"在方末,炮法、剂量则同。

若小便纯血,血下则凝,亦无痛处,慑慑短气,由阳气不固,阴无所守,五液①注下②,其脉散涩欲绝而身冷者死,苁蓉丸主之。

● **苁蓉丸** 史载之《指南方》:治虚劳溺血,加桑螵蛸半两,炙焦,酒糊为丸,盐汤下。

兔丝子(拣净,酒浸一宿,乘润捣烂,再焙)　肉苁蓉③(洗,切,焙)　干地黄　鹿茸(去毛,截片,酥炙,等分)

右为细末，煮糊为丸，如梧桐子大。饮下三十粒，空心服。

【校注】

① 五液：五脏所化生的液体，即汗、涕、泪、涎、唾。《素问·宣明五气篇》："五脏化液：心为汗，肺为涕，肝为泪，脾为涎，肾为唾，是为五液。"

② 注下：即泄注。参见"辨脉形及变化所主病证法"中"微脉之状"一节注②。

③ "肉苁蓉"之后至方末：博古斋本、千顷堂本作"鹿茸（去毛，截片，酥炙）干地黄（等分）"。

若大肠为传导之官，变化出焉。如大便不通者，津液燥也。慎无以①烈药，宜紫苏丸主之。

◉ 紫苏丸

紫苏子（去皮，研）　橘皮（洗，各二两）　知母（一两）

右为末，用生姜汁调成稀膏，于重汤②上煮，不住手搅，候可，丸如梧桐子大。蜜汤下三十粒。

【校注】

① 以：使用。

② 重（zhòng　众）汤：谓隔水蒸煮。宋·苏轼《地黄》诗："沉水得穉根，重汤养陈薪。"王十朋《集注》引赵次公曰："于鼎釜水中，更以器盛水而煮，谓之重汤。"

中医名家珍稀典籍校注

《全生指迷方》校注

妇人科

◉ **四物加桂汤** 治忽然寒热。

川芎　当归（洗，焙）　芍药　地黄（焙）　桂心（等分）

右为散。每服五钱，水二盏，煎至一盏，去滓温服。史载之《指南方》内有①川芎。

【校注】

① 有：四库本误"无"为"有"，博古斋本、千顷堂本皆作"无"，当从。

◉ **葶苈丸** 治先因小便不利，后身面浮肿，致经血不行，此水乘于血，名曰水分①。

甜葶苈（炒）　续随子（去皮，研，各半两）　干笋（一两）

右为细末，熟枣肉和，丸如梧桐子大。煎扁竹②汤下七粒。如大便利者，减葶苈、续随子各一分，加白术半两，食后服。

【校注】

① 水分：中医学病名。此指先身肿而后月经闭止之病。《金匮要略·水气病脉证并治》："先病水，后经水断，名曰水分。"又名妇人水分。

② 扁竹：一种一年生蓼科草本植物。有清热解毒、利尿、杀虫的功效。又名蓄、扁辨、扁蔓、粉节草、道生草。

● **牡丹丸** 治经候时行时止，或淋漓不断，腹中时痛，其脉沈涩，由寒热邪气客于胞中，留而为血滞，当有所去乃愈。

　　　大黄（蒸）　附子（炮，去皮脐）　茯苓　牡蒙　牡丹皮①
桔梗　甜葶苈（炒，各二两）　芎劳　厚朴（去皮，姜汁涂，炙）
人参　当归（洗，焙，各半两）　椒（去目，炒出汗）　虻虫（去头
足翅，五十个）　吴茱萸（炒）　柴胡（去苗）　干姜　桂（去心，
各半两）　细辛（去苗，一两半）

　　　右为细末，炼蜜和丸，如梧桐子大。酒下十粒，未知，加至
二十粒，食后服。

【校注】

① "牡丹皮"之后至方末：博古斋本作"桔梗（各二两）　芎劳　人参　厚朴（去
　皮，姜汁涂，炙）　当归（焙，各半两）　甜葶苈（炒，各二两）　椒（去目，
　炒出汗，半两）　虻虫（去头足翅，五十个）　吴茱萸（炒）　柴胡（去苗）
　干姜　桂（去心，各半两）　细辛（去苗，两半）"。千顷堂本"椒"的用量为
　"二两"，余皆同博古斋本。

● **小蓟汤** 治经候过多，遂至崩漏①，色鲜明如水下，得温则烦，至于
昏②闷，其脉数疾微小为顺，大者逆，由阴虚阳搏，为热所乘，伤于冲
任③，血得热则流散，冲任不能收也。

　　　小蓟茎叶（洗、切、研，取④汁，一盏）　生地黄汁（一盏）　白
术（半两，细剉）

　　　右以水一盏同煎。取一半，去滓，分二服。

【校注】

① 崩漏：中医学病证名。指月经周期、经期、经量严重失常的病证。又名崩中
　漏下。

② 昏：博古斋本、千顷堂本皆作"昏"。

③ 冲任：即冲脉、任脉。二者都属于人体奇经八脉。冲脉起于胞中，下出会阴后，从气街部起与足少阴经相并，夹脐上行，散入胸中，上达咽喉，环绕口唇；任脉起于胞中，下出会阴，向上前行至阴毛部位，沿腹部和胸部正中线直上，经咽喉，至下颌，环绕口唇，沿面颊，分行至目眶下。

④ 取：博古斋本、千顷堂本皆作"服"，误矣。

● **人参白术散** 治妇人经候不来，身如病而无病，脉滑大而六位①俱匀，谓之阴搏阳，有子也。精神如故，恶闻食臭，但嗜一物，或大吐，时吐清水，此名恶阻②，毋作他病治之。

　　　　白术（一两）　人参（半两）　丁香　甘草（炙，各一分）
　　　　右为末。每服三钱，水一盏，生姜三片，同煎至七分，去滓，食前温服。

【校注】

① 六位：寸关尺三部各分左右，谓之六位。

② 恶阻：中医学病名。特指妊娠早期出现的恶心呕吐、择食或食入即吐等现象。《医宗金鉴·诸气·四七汤》："妇人有孕喜吐者，名曰恶阻。"

● **秦艽散** 治胎动不安。
　　　　秦艽　阿胶（炒）　艾叶（等分）
　　　　右为散。每服五钱，水二盏，糯米百粒，同煎至一盏，去滓温服。

● **白术散** 治妊娠面目肿如水状。
　　　　橘皮（洗）　大腹皮　茯苓　生姜（各半两）　白术（一两）
　　　　右为末。饮调方寸匕，食前服。

● **兔血散** 治难产最要，临产服之。
　　　　腊兔血

右用蒸饼,切片子,蘸血阴干为末。煎乳香汤^①,调服二钱。

【校注】

① 乳香汤：中医方名。 不同方书载方不同。 如《医方类聚》卷二二九引《仙传济阴方》。 主治产妇腰腹痛急。

● **半夏散** 治胎死腹中,其母面赤舌青者是。

半夏(汤洗七遍,薄切片,姜汁浸三日,炒干)

右为末。温酒调下一钱。不能酒,用汤。亦治横生逆产。

● **桃仁汤** 治恶路^①顿绝或渐少,腰重痛,下注两股,刺痛如锥刀刺,此留血于经络,不即通之,大有痛处必作痈肿。

苏木 地黄 桃仁(去皮尖,炒,各半两) 虻虫(去头足翅,炒) 水蛭(炒,各三十枚)

右为散。每服五钱,水二盏,煎至一盏,去滓温服,恶路行即住服。

【校注】

① 恶路：即"恶露"。 路,通"露"。 下同。 按,恶露指妇女产后,由阴道排出的瘀血、黏液等。

● **五香汤** 治同前。

木香 丁香 沈香 乳香 麝香 升麻 独活 连翘桑寄生 木通(各二两) 大黄(一两)

右为散。每服五钱,水二盏,煎至一盏,去滓,食前^①温服。

【校注】

① 前：博古斋本、千顷堂本皆作"后"。

● **没药丸** 治恶路方行，忽然断绝，骤作寒热，脐腹大痛，百脉①中如以针刺，此大有畜血留于经络。

　　　　当归（焙，一两）　桂心　芍药（各半两）　没药（一分）　桃仁（去皮尖，炒，研②，一分）　虻虫（去头足翅，炒）　水蛭（炒，各三十枚）

　　　　右为细末，醋糊为③丸，如梧桐子大。醋汤下三丸。

【校注】

① 百脉：博古斋本、千顷堂本皆作"胸"。

② 研：博古斋本、千顷堂本皆无此字。

③ 为：博古斋本、千顷堂本皆无此字。

● **皂角散** 治乳妇吹奶，由哺儿时，鼻气冲乳孔①中，忽然肿硬痛急，用②手揉，服皂角散、栝蒌散及敷药。不即治之，结痈脓，能杀人。

　　　　皂角（烧，细研）　蛤粉（研，等分）

　　　　右研细，热酒调一匙或半钱，急以手揉之，取软为度。

【校注】

① 孔：博古斋本、千顷堂本皆无此字。

② 用：博古斋本、千顷堂本皆无此字。

● **瓜子汤** 治肠头如以针刺，连谷道①。又因痔痛，小便如淋状，时寒时热，此由产时用力气并②肠间。亦由阴虚邪热乘客③留聚肠间，热结恐成肠痈④。袁当时《大方》云：崔左丞屡用有效。

　　　　薏苡仁（炒，四两）　桃仁（去皮尖）　牡丹皮（各三两）　瓜子（一两）

　　　　右为末。每服五钱，水二盏，煎至一盏，去滓温服⑤。

【校注】

① 谷道：中医学术语。指消化道的最末端，具有排出粪便和控制排便的功能。俗称肛门，又称魄门、后阴。

② 并：聚。形容产妇用力将气下挤之状。

③ 乘客：侵入。

④ 肠痈：中医学病名。指痈疽之发于肠部者。语出《素问·厥论篇》"少阳厥逆……发肠痈不可治，惊者死"句。多因饮食失节、暴怒忧思或跌仆奔走，使肠胃运化功能失职，湿热邪毒内壅于肠而发。

⑤ 去滓温服：千顷堂本亦于此结文；博古斋本则于此句之下尚有"皇清嘉庆十有三年岁在著雍执徐阳月昭文张海鹏较梓"二十三字落款。

校注者简介

　　叶磊，女，硕士，副教授。工作于河南中医学院医史文献学科，学术方向为中医古籍的文献研究。主要论文有《商务版〈卫生宝鉴〉误读例析》《商务版〈卫生宝鉴〉文字校误》《略论加强高等院校人文素质教育的重要性》《五行起源的再认识》《岐伯司职及里籍考证》《李柽名籍考释》等十余篇；担任"十五"国家古籍整理重点图书《罗天益医学全书》副主编、《中医必读百部名著·冷庐医话》单册主编、《中医古籍珍本集成·伤寒要旨药方校注》单册主编、《许广和号丸丹集录校注》主编、《全国高等中医药院校规划教材·大学语文》和《全国医药院校中医专业中西医结合专业专科教材·医古文》及卫生部"十一五"研究生规划教材《古代汉语》三书编委、协编教材《中国传统文化概论》副主编、《医古文注译》副主编等。